PRÉCIS PRATIQUE

DES

MALADIES DES FEMMES

Le Docteur **MOUSSAUD**

REÇOIT TOUS LES JOURS

Dimanches et Fêtes exceptés (de 2 heures à 4 heures)

7, BOULEVARD SÉBASTOPOL, 7

(NE PAS CONFONDRE AVEC LE Nº 5)

———

CONSULTATIONS PARTICULIÈRES A D'AUTRES HEURES

En écrivant pour demander un rendez-vous

———

Les personnes de province ou de l'étranger qui, dans l'impossibilité de se déplacer, désirent consulter l'auteur par correspondance, sont priées d'indiquer :

1º Leur âge, leur constitution, leur profession, leur régime, leurs habitudes ;

2º A quelle époque elles ont été réglées, et comment s'opère la menstruation ;

3º Si elles sont mariées ; depuis quand ; avec ou sans enfants ;

4º Leurs maladies antérieures ; les divers traitements suivis ;

5º La maladie actuelle dans tous ses détails ; les divers traitements suivis.

———

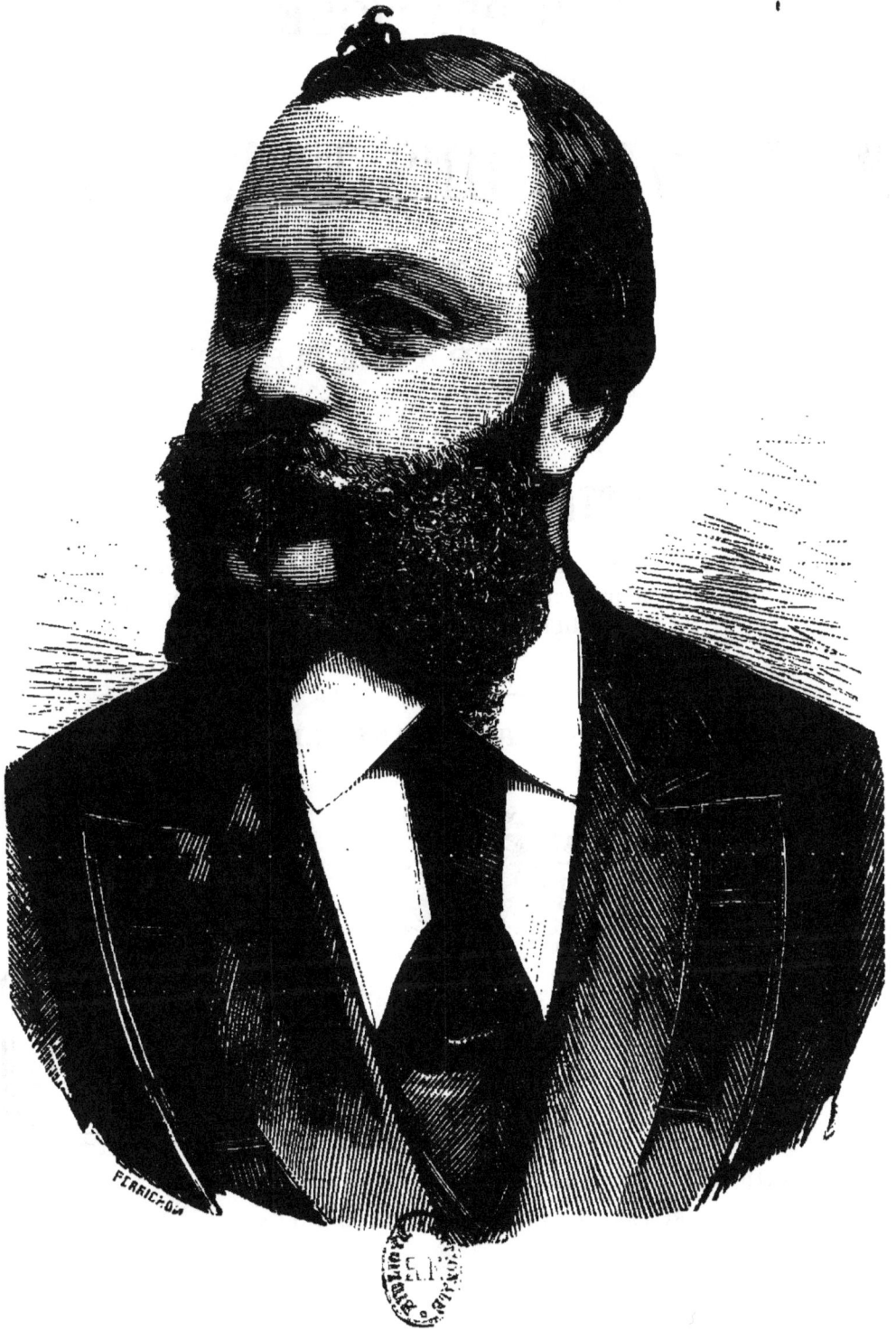
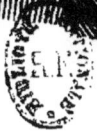

PRÉCIS PRATIQUE

DES

MALADIES DES FEMMES

IMPUISSANCE ET STÉRILITÉ

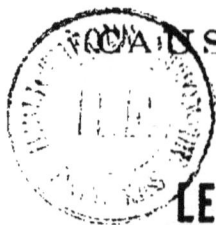

(CAUSES ET TRAITEMENT)

PAR

LE DOCTEUR A. MOUSSAUD

Ancien Interne en médecine et en chirurgie des hôpitaux de Paris,
Lauréat de la Faculté de médecine, Membre de la Société d'anthropologie,
Professeur libre de pathologie spéciale

NOMBREUSES FIGURES DANS LE TEXTE

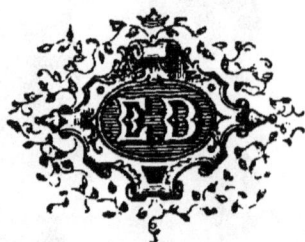

PARIS

E. DENTU, ÉDITEUR

LIBRAIRIE DE LA SOCIÉTÉ DES GENS DE LETTRES

PALAIS-ROYAL, 15-17-19. GALERIE D'ORLÉANS

1887

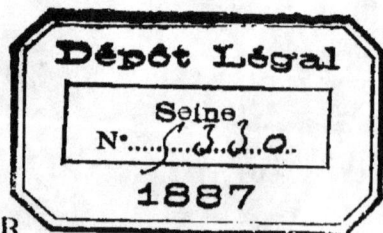

AVANT-PROPOS

Dans l'ouvrage que nous offrons aux médecins comme au public, nous nous sommes efforcé de décrire les maladies qui peuvent affecter le *plus fréquemment* les femmes, en leur donnant des conseils pour la conservation de leur santé aux diverses périodes de la vie.

Sans négliger aucune des ressources dont une longue pratique spéciale nous a démontré la valeur, nous nous sommes étendu, avec quelques détails, sur l'efficacité des courants faradiques dans le traitement des *engorgements de la matrice*, si fréquents et jusqu'ici si peu connus, et dans les *versions et flexions*, qui, indépendamment des souffrances et des infirmités qu'elles entraînent, sont des causes si fréquentes de stérilité.

Nous avons étudié, avec quelques détails, l'*impuissance* et la *stérilité* chez la femme, et, nous appuyant exclusivement sur les données que fournissent l'ana-

1

tomie et la pathologie, nous espérons avoir fait comprendre les cas où ces affections sont incurables et
ceux où elles sont justiciables d'un traitement rationnel.

Pour rendre notre livre intelligible aux personnes
peu familiarisées avec les choses médicales, nous avons
fait précéder nos études pathologiques d'une description sommaire du système génital de la femme, et
nous les avons fait suivre d'un Dictionnaire explicatif
des termes scientifiques employés dans notre ouvrage.

Il nous a paru inutile de publier des observations
de guérisons; outre le peu d'intérêt qui s'y attache,
on ne voit pas trop quelle confiance peut inspirer au
public une histoire dont le contrôle est impossible,
puisque le nom et l'adresse des malades traitées ne
sauraient être révélés sous aucun prétexte et dans
aucun cas.

ANATOMIE

DE L'APPAREIL GÉNÉRATEUR DE LA FEMME

L'appareil générateur de la femme comprend : 1.º un organe de sécrétion, analogue aux testicules : *les ovaires;* 2º un conduit destiné à conduire dans la matrice l'ovule fécondé : *les trompes de Fallope;* 3º un organe de gestation dans lequel le fœtus se développe : *la matrice;* 4º un conduit musculo-membraneux : *le vagin,* qui est tout à la fois l'organe de copulation chez la femme, et le conduit qui donne issue au flux menstruel et au produit de la conception; 5º un appareil d'excitation : *la vulve, le clitoris;* et enfin des organes de sécrétion : *glandes vulvo-vaginales* ou de Huguier.

DES OVAIRES

Les ovaires sont deux corps ovoïdes, un peu moins volumineux que les testicules; leur surface, d'un blanc rosé, presque lisse chez les filles impubères, devient rugueuse et parsemée de cicatricules noirâtres chez les femmes âgées. Ils sont formés d'une membrane

Voies urinaires chez les deux sexes.

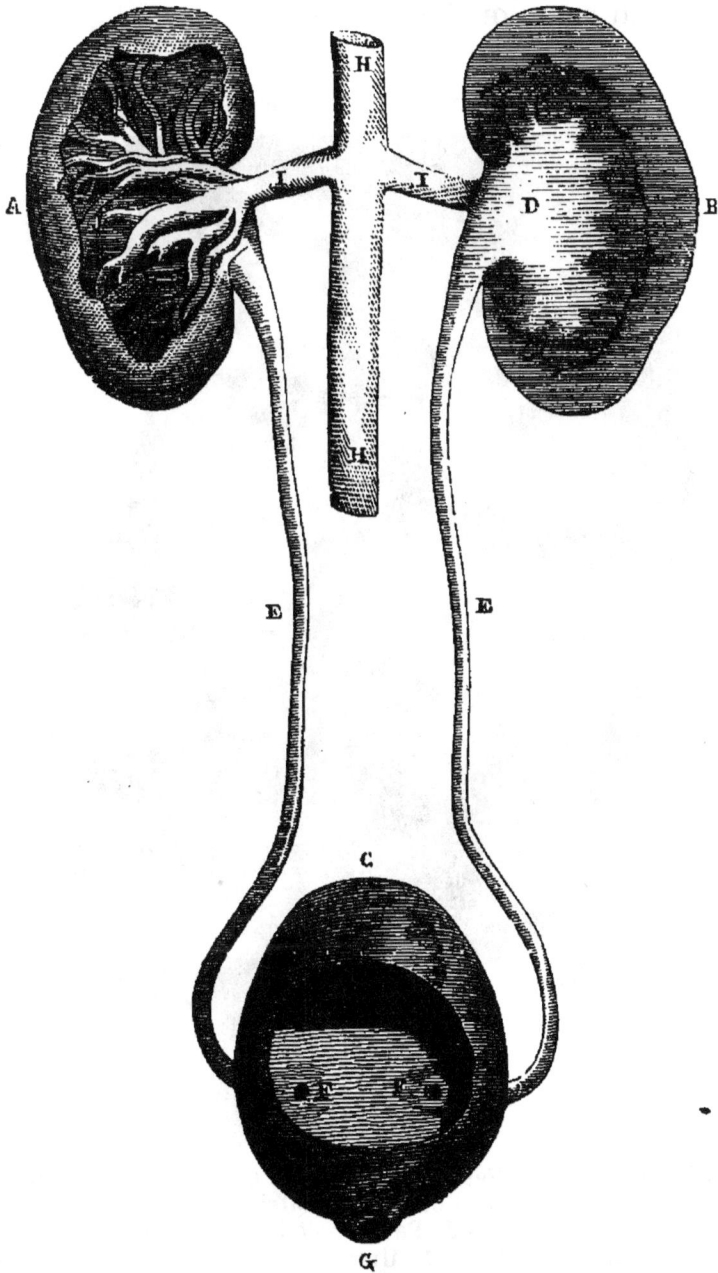

A. B. Reins. — D. Bassinet. — H. H. Aorte descendante. — I. I. Artères rénales. — E. E. Uretères. — C. Vessie. — F. F. Orifices des uretères. — G. Col de la vessie.

fibreuse et à l'intérieur d'un tissu spongieux et vasculaire, le stroma, qui renferme dans ses mailles de petites vésicules ou œufs de Graaf.

Organes génito-urinaires de la femme.

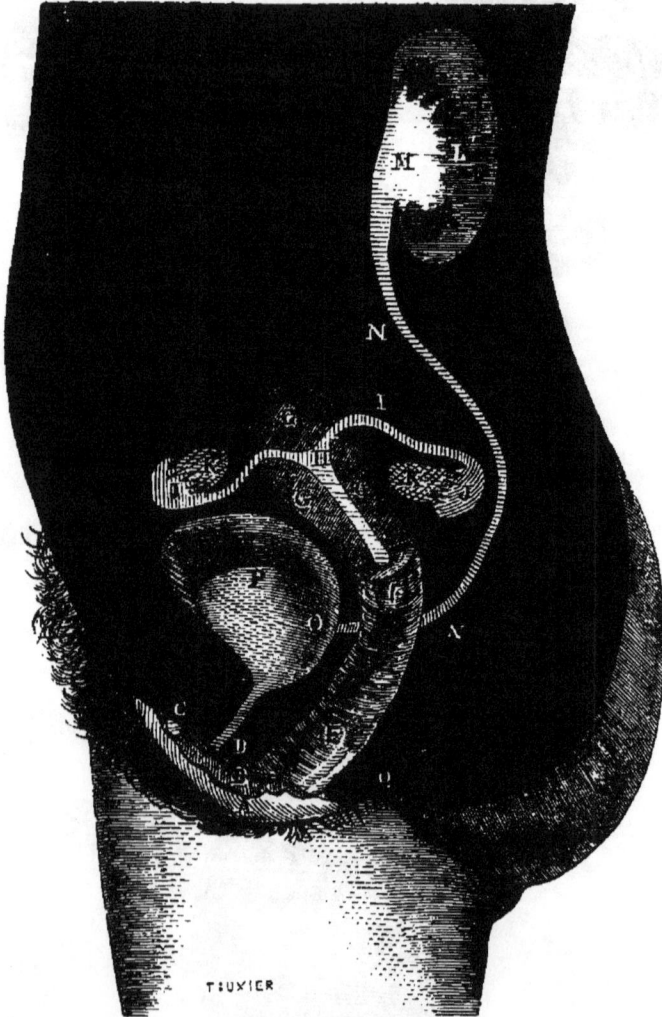

A. Grandes lèvres. — B. Petites lèvres. — C. Clitoris. — D. Canal urinaire. — E. Vagin. — F. Col de la matrice. — H. Cavité de la matrice. — I. Trompes. — J. Pavillon de la trompe. — K. Ovaires. — L. Reins. — M. Bassinet. — N. Uretère. — O. Orifice de l'urètre. — P. Vessie. — Q. Anus.

Ces vésicules sont au nombre de quinze à vingt chez

la femme adulte, mais le microscope en fait découvrir un très grand nombre qui, rudimentaires encore, se développent peu à peu pour remplacer celles qui disparaissent par le fait de l'ovulation.

La vésicule de Graaf se compose d'une enveloppe et de l'œuf proprement dit. Celui-ci n'a guère qu'un vingtième de millimètre de diamètre : il apparaît à la loupe, nageant dans un liquide granuleux, analogue au jaune d'œuf des oiseaux. — Chaque mois, un ovule arrivé à maturité se détache de l'ovaire, est saisi par le pavillon de la trompe et porté dans la cavité utérine, d'où il est expulsé au dehors s'il n'a pas été fécondé.

DES TROMPES DE FALLOPE

Longues de 12 à 14 centimètres, les trompes s'étendent des angles supérieurs de l'utérus jusque sur les côtés de l'excavation du petit bassin ; droites dans leur moitié interne, flexueuses dans leur partie externe, elles se terminent par une sorte d'entonnoir flottant, découpé en languette, qu'on appelle *pavillon de la trompe*.

Les trompes sont destinées à conduire l'œuf fécondé, de l'ovaire dans la matrice.

DE LA MATRICE

La matrice ou utérus est destinée à loger le fœtus pendant la gestation. Creux et symétrique, l'utérus est placé entre la vessie en avant, le rectum en arrière et au-dessus du vagin. Aplati d'avant en arrière, il présente la forme d'une petite gourde dont la partie étroite, le *col*, est dirigée en bas, et dont le fond est tourné en haut. — Il est maintenu par des ligaments dont la laxité permet les mouvements d'ampliation de la grossesse et explique les nombreux déplacements de l'organe.

Le *col* de la matrice est embrassé par le vagin, qui

remonte plus loin en arrière qu'en avant, formant *les culs-de-sac postérieur et antérieur*. — Il s'ouvre dans le vagin par une fente transversale bornée par deux lèvres dont l'antérieure est plus épaisse que la postérieure. — Le nom de *museau de tanche* a été donné à cet orifice de la matrice. Minces, lisses, arrondies et si rapprochées chez les vierges qu'on sent à peine la fente qui les sépare, les lèvres du museau de tanche deviennent épaisses, saillantes et déchirées chez les femmes qui ont eu des enfants.

Organes génitaux internes de la femme.

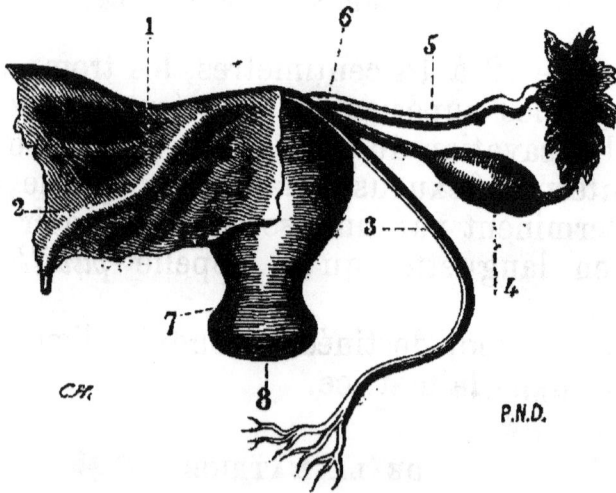

1. Ligaments larges. — 2. Ligaments ronds. — 4. Ovaire. — 5. Trompe de Fallope. — 7. Col de la matrice. — 8. Ouverture du col.

La longueur et le poids de la matrice offrent aussi de notables différences chez les vierges et chez les femmes qui ont eu des enfants, la matrice ne revenant jamais, après l'accouchement, aux dimensions qu'elle avait avant la conception.

La cavité de la matrice, extrêmement petite, est de forme triangulaire. Ses angles supérieurs présentent les orifices des trompes de Fallope avec lesquels ils se continuent. L'angle inférieur communique avec la cavité du col, longue de 25 à 30 millimètres, large de 12 à 15 millimètres dans sa partie la plus dilatée. Les parois de cette cavité sont hérissées d'une rangée régulière de rugosités qui portent le nom d'*arbre de vie*.

La matrice est recouverte extérieurement par le péritoine, qui forme, en passant de la vessie sur la matrice, et de la matrice sur le rectum, quatre replis appelés *ligaments antérieurs et postérieurs*. Arrivé aux bords latéraux de la matrice, le péritoine, s'adossant à lui-même, forme deux larges replis, les *ligaments larges*, dans lesquels sont compris les ovaires et les trompes.

Intérieurement, la matrice est tapissée d'une membrane muqueuse sécrétant un mucus qui lubrifie constamment sa surface.

Intermédiaire au péritoine et à la membrane muqueuse, le *tissu propre* de l'utérus est, à l'état de vacuité, d'une épaisseur considérable ; il est dense, serré, élastique, de couleur grisâtre et traversé par de nombreux vaisseaux. Ce tissu devient manifestement musculaire pendant la grossesse.

DU VAGIN

Le vagin, organe de copulation, est un canal membraneux, long de 15 à 16 centimètres, large de 4 à 5 centimètres, aplati d'avant en arrière et placé entre le rectum et la vessie. Légèrement courbé, à concavité antérieure, il descend un peu d'arrière en avant, si bien que sa direction répond à celle du petit bassin. En haut, il embrasse le col de la matrice par un cul-de-sac circulaire plus profond en arrière; en bas, il s'ouvre dans la vulve par une fente allongée d'avant en arrière.

Sur les deux parois de la surface interne du vagin, on remarque deux crêtes saillantes longitudinales auxquelles aboutissent des rides transversales qui deviennent de plus en plus nombreuses à mesure qu'elles se rapprochent de la vulve. Ce sont les *colonnes du vagin*.

Près de son orifice inférieur, les parois du vagin présentent le *constricteur du vagin*, dont les fibres se confondent avec celles du sphincter anal.

Le vagin est composé d'un tissu spongieux, érectile, enveloppé dans une membrane fibreuse et tapissé à l'intérieur par la muqueuse dont nous avons décrit les aspérités.

DE LA VULVE

On désigne sous le nom de vulve l'ensemble des parties génitales externes de la femme, soit : le *mont de Vénus*, les *grandes* et les *petites lèvres*, le *méat urinaire* et l'*orifice du vagin avec l'hymen*.

Le *mont de Vénus* ou *pénil* est une éminence plus ou moins saillante située au-dessus du pubis ; elle est formée d'un tissu adipeux que revêtent des téguments couverts de poils à l'époque de la puberté.

Les *grandes lèvres* sont deux replis membraneux qui circonscrivent la vulve, se continuent avec le mont de Vénus en avant et se terminent en arrière par une commissure nommée la *fourchette*.

La face externe des grandes lèvres est constituée par une peau fine recouverte de poils comme le pubis ; la face interne est une muqueuse mince, lisse et rouge chez les jeunes filles, plus pâle chez les adultes.

Les *petites lèvres* ou *nymphes* sont deux replis muqueux qui naissent sur la face interne des grandes lèvres et s'élargissent en convergeant l'un vers l'autre en avant. Au niveau du clitoris, les petites lèvres se bifurquent : la branche inférieure s'attache au clitoris ; la supérieure, s'unissant à celle du côté opposé, forme un repli en forme de capuchon qu'on appelle *prépuce du clitoris*. Les petites lèvres sont munies d'un appareil glandulaire qui fournit une sécrétion sébacée abondante.

Le développement exagéré des nymphes forme ce qu'on appelle le *tablier* chez les Hottentotes.

1.

Il n'est pas très rare, dans nos contrées, de rencontrer chez certaines femmes une ou deux nymphes développées d'une manière exagérée; j'ai eu souvent l'occasion d'en opérer la résection, qui n'offre aucun danger et donne les meilleurs résultats.

Le *clitoris* est un corps érectile, analogue à celui du gland chez l'homme. Il est placé sous la symphyse pu-

Parties génitales externes de la femme.

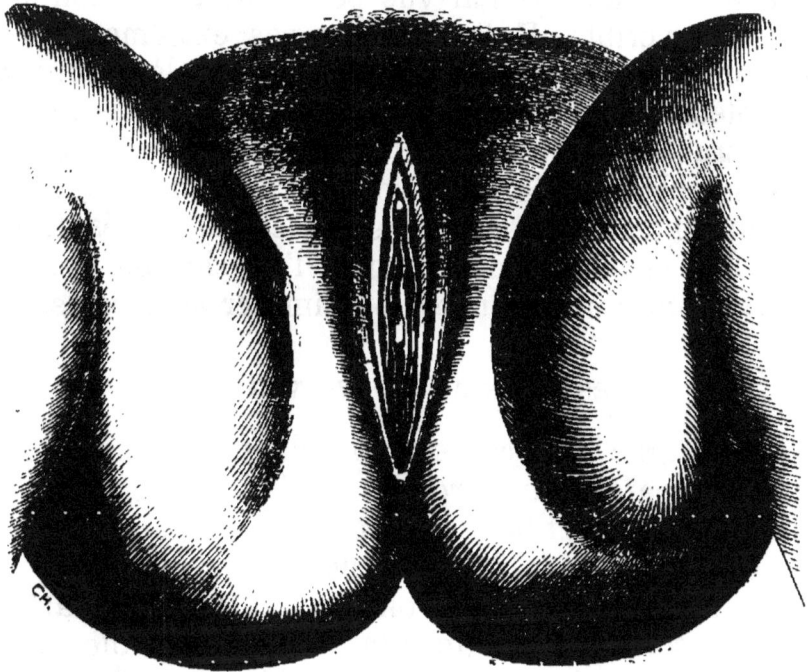

Vulve. — Mont de Vénus. — Grandes et petites lèvres. — Clitoris. — Orifice vaginal. — Vagin.

bienne et s'implante par deux petites racines à la lèvre interne des branches du pubis.

Le *méat urinaire*, ou orifice externe du canal de l'urètre, est situé immédiatement en avant du tubercule de la paroi antérieure du vagin.

L'orifice du vagin, qui fait immédiatement suite à la

vulve, est, chez la vierge, incomplètement fermé par l'*hymen*, et présente à sa circonférence, chez les femmes déflorées, les *caroncules myrtiformes*, qui ne sont autre chose que les débris de la membrane hymen.

L'*hymen* est une cloison muqueuse qui ne ferme jamais complètement le vagin; rien de plus variable que sa forme : tantôt, c'est un diaphragme percé à son centre d'une ouverture plus ou moins large; tantôt, elle offre l'aspect d'un croissant adhérent à la partie postérieure de la vulve avec un bord libre concave tourné en avant; je l'ai vue percée de trous nombreux comme un crible. Enfin, il n'est pas extrêmement rare de voir l'hymen former une cloison complète oblitérant complètement le vagin et empêchant la sortie du sang menstruel. J'ai eu plusieurs fois à intervenir dans des cas semblables; la rétention du sang des règles, indépendamment des accidents graves qui en résultent et que fait cesser immédiatement l'incision ou l'excision de la membrane, a pu parfois simuler la grossesse.

DES GLANDES VULVO-VAGINALES

On désigne sous ce nom une glande double siégeant dans les parois vulvaires et destinée à sécréter un liquide onctueux, filant, transparent, qui lubrifie les organes sexuels de la femme pendant le coït.

De forme à peu près olivaire et aplaties latéralement, ces glandes, rudimentaires chez la jeune fille, se développent à l'époque de la puberté et s'atrophient après la ménopause. Le liquide qu'elles sécrètent, à peine appréciable en l'absence de toute excitation sexuelle, devient très abondant sous l'influence du coït, des désirs lascifs, de la masturbation, etc., à ce point que, chez certaines femmes, il est expulsé en une sorte d'éjaculation. Ce liquide a pour fonction de rendre plus faciles et moins pénibles les approches sexuelles et de conserver aux organes leur exquise sensibilité.

PHYSIOLOGIE

DES ORGANES GÉNÉRATEURS DE LA FEMME

La génération est la fonction en vertu de laquelle les êtres organisés et vivants perpétuent leur espèce en reproduisant des individus vivants qui leur sont semblables.

Dans l'espèce humaine, la génération s'accomplit à l'aide de deux sexes séparés et portés par un individu distinct : l'*homme* et la *femme*. Le rapprochement de ces deux sexes constitue le *coït* ou *copulation*.

Le rôle de l'homme consiste seulement à fournir le fluide fécondant, le *sperme* (voir notre *Traité*, p. 282), et à le porter dans les organes intérieurs de la femme; celle-ci fournit le germe ou ovule et donne un asile à ce germe fécondé, qui se développe pendant neuf mois dans la matrice, pour être expulsé ensuite au dehors par l'*accouchement*.

Comme nous l'avons dit déjà, les ovaires, appelés *testes muliebres* par les anciens, sont, chez la femme, les analogues des testicules chez l'homme. Leur destruction rend les femmes stériles, comme l'ablation des testicules rend les hommes inféconds.

Chaque période menstruelle résulte de la fluxion sanguine qui s'opère autour d'un ovule arrivé à maturité. À l'approche des règles, l'enveloppe de la vésicule se ramollit et se rompt pour donner passage à l'œuf, qui est saisi par le pavillon de la trompe et porté dans la matrice, d'où il est expulsé avec le sang des règles. La cicatrice de la vésicule offre un aspect jaunâtre et est désignée sous le nom de *corps jaune*. Ainsi, chaque époque menstruelle est une ponte spontanée d'un œuf qui n'a pas été fécondé.

La *menstruation* consiste donc dans l'évacuation sanguine qui a lieu tous les mois au moment du détachement de l'ovule. L'apparition de cette fonction essentielle de l'appareil générateur de la femme annonce la nubilité des jeunes filles et, hors les cas de grossesse ou d'allaitement, la menstruation s'exécute périodiquement tant que dure l'aptitude à la fécondation. (Voir l'article *Menstruation*.)

La reproduction dans l'espèce humaine comprend donc des phases diverses que nous allons successivement étudier.

§ Ier. — COPULATION

I. *Chez l'homme.* La copulation comporte chez l'homme quatre conditions parfaitement distinctes, quoique très intimement liées, et qui se succèdent ainsi qu'il suit : appétit vénérien, érection du pénis, évacuation du liquide séminal, plaisir coïncidant avec l'expulsion de ce liquide.

L'instinct qui provoque les désirs vénériens chez les animaux, les éveille également chez l'homme à l'époque de la puberté. La nature, si dédaigneuse de l'individu et si souverainement préoccupée de la conservation et de la perpétuité de l'espèce, a mis à contribution tous les sens pour l'excitation vénérienne; attachant à la fonction génésique les jouissances les plus vives qu'il soit donné à l'homme d'éprouver, elle a voulu, pour en assurer le complet accomplissement, que les extases voluptueuses allassent grandissant sans cesse pour n'arriver au paroxysme qu'au moment même de l'éjaculation ; enfin, annihilant, en quelque sorte, la volonté, le moi, la conscience, au profit des sensations voluptueuses, elle frappe, au moment suprême, le système nerveux tout entier de désordres convulsifs, spasmodiques, qui vont parfois jusqu'à une sorte d'état cataleptique, ainsi que la chose se produisit à Fontainebleau chez Napoléon Iᵉʳ, dans les bras de mademoiselle Mars, fort effrayée de pareils accidents chez le maître du monde.

Donc, par le paroxysme voluptueux produit seulement au moment psychologique de l'éjaculation, par les volitions confuses et la conscience du moi profondément atteinte à ce même moment, la nature, autant qu'il était en son pouvoir, s'est efforcée de mettre l'homme dans l'impossibilité de se soustraire à l'accomplissement ultime de l'acte sexuel.

L'ouïe, la vue, le toucher surtout, ont une action directe sur les désirs vénériens : grande est aussi l'influence de l'odorat ; les organes sexuels des animaux exhalent une odeur spéciale qui les excite, et l'on sait tout le parti que la galanterie sait tirer des parfums.

Mais, contrairement à ce qui se passe chez les animaux, qui obéissent presque passivement aux sens et à l'instinct, chez l'homme la volonté intervient efficacement soit pour résister à l'entraînement des sens, soit pour en évoquer ou en sanctionner l'action. Si, bien souvent, quand l'imagination et les sens conspirent pour les entraîner, l'homme et la femme savent résister victorieusement, souvent aussi, l'imagination, éveillée par la volonté, évoquant le passé et réalisant l'avenir, provoque les désirs voluptueux.

Sous l'influence des désirs, l'appareil génital, jusque-là torpide, s'éveille et prend presque subitement un surcroît d'activité ; sa vitalité devient, en quelque sorte, aiguë : le sperme est sécrété plus abondamment, et la verge subit dans son volume, dans sa forme et dans sa direction les modifications profondes qui constituent l'érection.

Comment se produit l'érection ? De Graaf, le premier, démontra que l'érection est due à l'accumulation du sang dans la verge, et il considéra que l'obstacle au retour du sang veineux était dans la constriction exercée par les muscles ischio-caverneux.

Sans discuter les opinions diverses émises par Bérard, Adelon, Chaussier, J. Muller et autres, il nous paraît évident que l'érection ne peut s'expliquer que par la compression *relative et partielle* des veines, chargées de ramener le sang des tissus turgides.

Les muscles ischio et bulbo-caverneux, qui entourent les racines des corps caverneux et le bulbe de l'urètre, n'agissent point seuls, par leur contraction ; la tunique musculeuse des veines, la couche musculaire de la verge, opèrent dans le même sens ; enfin, les artères elles-mêmes contribuent à cet état en livrant passage, au moment de l'érection, à une quantité de sang plus considérable.

De ces actions diverses, résulte ce fait constant, que l'érection commence toujours par la racine de la verge ; c'est, quand le sang s'est accumulé dans cette première portion, que la contraction des muscles ischio et bulbo-caverneux chasse le liquide sanguin vers l'extrémité pénienne.

C'est alors que, recevant du sang dont il est gorgé une vitalité suraiguë, le gland, pourvu d'une excitabilité extrême, va devenir l'organe et le siège des sensations les plus exquises des voluptés vénériennes.

II. *Chez la femme.* Considérés dans leur rapport avec ceux de l'homme, il est évident que les organes de la femme sont toujours disposés pour le rapprochement, qu'elle n'est point, comme l'homme, soumise à une préparation des organes sans laquelle le coït est impossible ; plus favorisée que l'homme, à ce point de vue, elle peut donc toujours se livrer au rapprochement sexuel. Mais, si l'on envisage la volupté qu'elle doit trouver dans la copulation, les mêmes agents dont nous avons constaté l'action chez l'homme, les sens, l'imagination et la volonté, lui deviennent également nécessaires.

Au surplus, l'appareil sensuel de la femme est tout à fait analogue à celui de l'homme, si bien que le mécanisme et la genèse des sensations voluptueuses se produisent d'une façon identique.

En effet, ici encore, nous avons un gland, celui du clitoris, un analogue du muscle bulbo-caverneux, le *constrictor cunni*, et deux analogues des corps caverneux et du bulbe initial, les bulbes clitoridiens. Ceux-ci, placés sous l'arcade pubienne, à l'entrée du conduit vaginal, ont les mêmes attributs que le bulbe de l'homme, et de plus, en rétrécissant l'ouverture du vagin, ils compriment la verge et activent l'acte copulateur au moyen du *constrictor cunni*.

L'érection se produit par le même mécanisme que chez l'homme, à cette différence près que, en raison de ses rapports anatomiques, le gland clitoridien, s'abaissant au-devant de l'entrée du vagin, le contact de l'organe sensitif de la femme avec celui de l'homme devient plus immédiat et les frottements voluptueux s'en trouvent augmentés pour l'un comme pour l'autre.

Enfin, les parois du vagin sont loin d'être inertes ; douées, dans tout leur développement, d'un tissu érectile, dont l'excitation vient s'ajouter à celle de l'appareil clitoridien, elles présentent de plus cette particularité essentiellement favorable à l'excitation voluptueuse, que la partie la plus étroite se trouve à l'entrée de ce conduit.

Notons enfin l'action voluptueuse évidente exercée chez la femme par les poils qui ombragent le mont de Vénus.

Aussi la femme éprouve-t-elle dans le coït les mêmes spasmes voluptueux que l'homme, la même excitation anime ses organes génitaux ; le clitoris se gonfle, tous les tissus érectiles du vagin sont atteints par l'érection ; la femme reçoit avec ivresse l'approche et les embrassements de l'homme : ses sens s'allument fiévreusement, ses lèvres brûlent, son sein palpite, ses yeux roulent convulsivement dans leur orbite, se renversent et s'égarent, et le spasme voluptueux atteint son paroxysme ordinairement au moment de l'éjaculation de l'homme, malgré que pourtant les moments d'extase suprêmes ne coïncident pas toujours pour les deux sexes.

Le glissement du pénis est favorisé par les mucosités du vagin, spécialement par la sécrétion des glandes vulvo-vaginales. Cette sécrétion augmente singulièrement au moment de l'excitation génésique et l'excrétion du liquide sécrété accompagne l'érection des tissus érectiles qui garnissent l'entrée du vagin. Lorsque le désir du coït est vif, l'issue du liquide a lieu sous forme de jet, par la contraction spasmodique du canal excréteur.

C'est ce jet de liquide, assez analogue à celui qui a lieu par les canaux excréteurs des glandes salivaires, à la vue ou au souvenir des mets savoureux, qu'on désigne parfois sous le nom d'*éjaculation* de la femme ; mais celui-ci n'a rien de commun avec le liquide éjaculé par l'homme, c'est-à-dire avec le sperme ; il n'y a là qu'un simple produit destiné à lubrifier le vagin, à favoriser l'introduction de la verge, à adoucir les frottements et à rendre plus exquises et plus vives les sensations du contact.

La sensation voluptueuse qui accompagne le coït n'est pas indispensable à la fécondation. Des femmes ont pu devenir enceintes, de même que l'homme peut parfois émettre la liqueur fécondante sans éprouver l'ébranlement nerveux qui accompagne ordinairement l'éjaculation ; mais il n'est pas moins certain que l'orgasme vénérien est l'un des plus puissants et des plus sûrs mobiles de la procréation. Grande et vive est cette sensation chez les animaux. On peut mutiler les grenouilles mâles, au moment de la fécondation, sans qu'elles cessent d'embrasser la femelle, et certains insectes, transpercés d'outre en outre quand ils sont accouplés, ne se séparent pas pour cela... En ce moment, l'instinct de la conservation personnelle n'est plus rien, celui de l'espèce est tout.

III. *Chez les deux sexes.* Nous avons constaté les modifications produites dans chaque appareil sexuel sous l'influence de l'excitation vénérienne; étudions maintenant ce qui se passe dans leur rapprochement : en se présentant à l'entrée du vagin, le gland de la verge s'applique sur le gland du clitoris, d'où résulte une excitation réciproque des deux foyers sensitifs; puis, le gland pénien pénètre sous les deux bulbes dont la saillie embrasse le corps de la verge; en même temps, le gland, qui a pénétré dans la profondeur du vagin, se trouve en contact avec la muqueuse de ce conduit. Or, la couche érectile, appliquant le fourreau vaginal sur le corps de la verge, chasse le sang des parties vaginales vers le clitoris et vers les bulbes, dont il augmente la turgescence et l'excitabilité. Réciproquement, le gland pénien, par suite de la compression plus grande exercée par les bulbes et par les parois vaginales plus turgescentes, voit s'accroître notablement sa turgescence et sa sensibilité.

En même temps, le gland pénien, rencontrant à sa face supérieure le clitoris fortement abaissé, communique à celui-ci des mouvements voluptueux qu'il en reçoit à son tour, si bien que chaque frottement bénéficie aux deux sexes, et cette excitation réciproque produit, comme résultat ultime, chez l'homme l'éjaculation, chez la femme la réception du liquide fécondant dans le col utérin, qui s'entr'ouvre comme pour le déglutir ou l'aspirer.

Rien de plus inégal et de plus variable que les symptômes généraux et les phénomènes nerveux par lesquels se traduit la volupté dans la copulation : depuis quelques frémissements à peine appréciables jusqu'au

paroxysme de l'excitation physique et morale, toutes
les nuances peuvent être observées; battements arté-
riels, pouls fréquent, stase veineuse par suite des contractions musculaires, congestion cérébrale partielle et
passagère, qui obscurcit les facultés intellectuelles et
annihile toutes les autres, tels sont les désordres ordinaires résultant du coït. Les yeux, injectés et hagards,
ne regardent que dans le vague et se ferment spasmo-
diquement à la lumière.

Inégale et haletante chez quelques sujets, la respira-
tion, chez quelques autres, est presque suspendue par le
spasme du larynx.

Le système nerveux, congestionné, ne commande
plus que d'une façon confuse et incertaine; les membres, convulsés, se tordent, s'agitent, se raidissent; les
dents grincent, et le délire voluptueux est tel chez certains sujets, qu'ils s'oublient jusqu'à mordre le compa-
gnon de leurs amoureux plaisirs.

Si courte que soit la durée de cet état épileptiforme,
l'ébranlement nerveux et l'évacuation spermatique produisent chez l'homme un abattement, une dépression
des forces tels, qu'il est ensuite presque irrésistiblement
porté au sommeil. Infiniment moindre est la fatigue
éprouvée par la femme, quelle qu'ait été d'ailleurs son
ardeur dans le coït : l'aphorisme de Galien est éternel-
lement vrai : *Omne animal post coïtum triste, præter
mulierem gallumque.*

Il semble, dit Bordeu, que, dans l'instant de l'éjaculation, la nature ait oublié toute autre fonction, et ne
soit occupée qu'à rassembler ses forces et à les diriger
vers le même organe. A cette convulsion générale, à
cet accès comme épileptique, succède un abattement
universel; au sentiment de lassitude physique se joint
un fond de tristesse et de mélancolie qui a bien ses dou-
ceurs. Cette sensation particulière qui, selon Lucrèce,
mêle le chagrin au plaisir le plus vif que nous puis-
sions goûter, tient-elle à la fatigue des organes, ou
bien, comme l'ont pensé quelques métaphysiciens, à

la notion confuse et éloignée que prend l'âme de sa destruction ?

§ II. — FÉCONDATION

FONCTION SPERMATIQUE

1° *Sécrétion du sperme*. — Des tubes terminés tantôt en cul-de-sac, tantôt s'anastomosant entre eux, telle est la composition générale du testicule : la quantité de sperme sécrété, très peu considérable, est légèrement accrue soit par les excitations érotiques, soit par certaines substances dites aphrodisiaques.

Les tubes testiculaires, se groupant entre eux, convergent vers les *canalicules séminifères* droits, lesquels, se réunissant à leur tour, forment les *conduits afférents* dont on compte une dizaine et qui se dirigent vers l'épididyme.

Deux forces président à la circulation du sperme : la capillarité, puisque le liquide chemine contre les lois de la pesanteur ; la *vis à tergo*, résultant manifestement de la sécrétion incessante qui se produit. Au surplus, sa marche extrêmement lente est éminemment favorable à l'élaboration plus parfaite du liquide spermatique et au développement des animalcules.

2° *Excrétion du sperme*. — Le sperme sécrété se dirige vers les vésicules séminales, en traversant les canaux flexueux de l'épididyme et le parcours rectiligne du canal déférent ; puis il descend vers le bord latéral de la vessie et se jette dans la vésicule séminale.

Les obstacles nombreux et les flexuosités innombrables que le sperme rencontre dans sa migration, à travers le réseau de Haller, l'épididyme, etc., etc., expliquent du reste les oblitérations fréquentes d'origine morbide et la stérilité qui en est la conséquence.

Les *vésicules séminales* sont-elles de simples réservoirs de sperme ou constituent-elles de véritables glandes ?

La première opinion est soutenue par Fallope, de

Graaf, Semmering, Burdach, etc., etc.; la seconde compte des défenseurs non moins autorisés, et spécialement Hunter, qui s'appuie sur des arguments sérieux : le liquide des vésicules est différent de celui des canaux testiculaires; un homme n'ayant qu'un testicule, le liquide contenu dans les deux vésicules séminales n'en est pas moins identique; on trouve, après le coït, du liquide dans les vésicules séminales : toutes preuves que le liquide éjaculé vient du testicule directement sans avoir été emmagasiné dans aucun réservoir.

Les recherches de M. Gosselin ont démontré que la vérité n'est dans aucune de ces opinions exclusives et que les vésicules séminales sont tout à la fois des réservoirs et des glandes; il est permis d'établir que, normalement, le testicule ne donne pas autre chose au produit de l'éjaculation que la substance fécondante, caractérisée par les animalcules, et que les matériaux au milieu desquels ceux-ci sont plongés se développent et vivent, proviennent surtout des vésicules séminales. C'est au produit de ces dernières que le sperme doit, en réalité, sa couleur, son odeur, et toutes les substances que l'analyse chimique y fait découvrir.

Les *canaux éjaculateurs*, par suite de leur conformation et de leur rapport anatomiques, s'opposent à l'arrivée du sperme dans l'urètre, de même qu'ils favorisent sa marche vers le canal quand le sperme les a pénétrés.

Le *canal de l'urètre* ne livre point, d'une façon absolument passive, le passage au liquide fécondant; le *veru montanum* subit, en effet, au moment de l'éjaculation, une turgescence spéciale qui ferme la porte à l'urine et empêche la chute du sperme dans la vessie.

À ce moment, entrent en scène de nouveaux produits de sécrétions glandulaires : le *fluide prostatique*, liquide transparent, filant, se mêlant au sperme, lui impose la couleur laiteuse qu'il perd pour devenir grisâtre quand il est privé de l'élément prostatique; le *liquide des glandes* de Cowper, également clair et visqueux, destiné, dit Huske, à garantir les portions prostatiques et membraneuses de l'urètre, de l'urine, qui pourraient être restées dans les portions bulbeuses et spongieuses du canal ; enfin, le *liquide des follicules de Littré*, qui se mêle également au sperme et lubrifie les parois du canal.

Composé de ces éléments divers, le liquide fécondant, arrivé dans la région membraneuse de l'urètre, s'élance au dehors, par un jet saccadé, chassé qu'il est par la contraction du *muscle de Wilson*, véritable sphincter, inséré aux branches pubiennes, qui, se contractant et se dilatant alternativement sous le spasme voluptueux, projette le liquide séminal et constitue l'éjaculation.

§ III. — GÉNÉRATION

Opposition de l'organe mâle à l'appareil gestateur, telle est la condition essentielle à la production d'un nouvel être ; le méat urinaire de l'homme doit donc se trouver en face de l'ouverture du col utérin pour que celui-ci, *béant*, puisse recevoir le liquide séminal : aussi les déplacements du col de la matrice sont-ils une cause fréquente de stérilité dont il est heureusement facile de triompher en redressant l'organe dévié.

Excitées par le jet séminal, les fibres musculaires du col se contractent, en dilatant l'orifice, pour recevoir le liquide de l'éjaculation ; l'absence de cette dilatation spasmodique est souvent encore une cause d'infécondité à laquelle nous remédions par l'application des courants faradiques, dont l'effet prolongé réveille l'action vitale et les contractions musculaires du segment inférieur de l'utérus.

La structure des trompes et le mucus dont elles sont obstruées ne permettent pas d'admettre que la fécondation ait lieu dans l'ovaire ; ainsi que l'a démontré Pouchet, la rencontre du sperme et de l'ovule a lieu normalement dans l'utérus.

Quand se fait la fécondation ? « La vésicule de de

« Graaf qui doit émettre l'ovule, dit Pouchet, se déve-
« loppe pendant le cours de l'époque menstruelle. Puis,
« soit immédiatement après la cessation du flux cata-
« ménial, soit seulement lorsqu'il s'est écoulé un, deux,
« trois ou quatre jours après sa terminaison, cette vé-
« sicule s'ouvre et laisse échapper l'ovule qu'elle conte-
« nait.

« L'œuf est alors saisi par le pavillon, et il entre dans
« la trompe, qu'il parcourt avec lenteur. Je pense qu'il
« met ordinairement deux à six jours à le franchir et à
« se rendre de l'ovaire dans l'utérus.

« Arrivé dans la matrice, il s'y trouve encore retenu
« de deux à dix jours par la *decidua* exsudée à la sur-
« face de la muqueuse vers le déclin de l'irritation qui
« suit l'époque menstruelle.

« Si l'œuf n'est point alors imprégné de sperme, il
« ne se fixe pas à l'utérus et se trouve enlevé avec la
« *decidua ;* celle-ci tombe ordinairement du dixième au
« douzième jour, à compter de la cessation des mens-
« trues.

« L'expérience ayant prouvé que, chez les mammi-
« fères, le fluide séminal versé à l'intérieur des organes
« génitaux des femelles y conservait plus de trente
« heures sa vertu prolifique, il est probable qu'il en est
« de même sur notre espèce ; aussi, un rapprochement
« opéré, un et peut-être deux jours avant le passage de
« l'œuf dans l'endroit où il subit l'imprégnation, peut-il
« devenir fécond.

« Mais tout rapprochement sexuel opéré après la
« chute simultanée de la *decidua* et de l'œuf, et durant
« tout le temps qui sépare cette chute de l'invasion de
« la période menstruelle, est absolument infécond.

« Or, comme nous avons reconnu que la *decidua* tom-
« bait constamment du dixième au douzième jour de
« l'intermenstruation, il résulte conséquemment de ce
« fait que la conception ne peut s'opérer que du pre-
« mier au douzième jour qui suivent les règles et que
« jamais cela n'a lieu qu'après cette époque. »

Cette théorie, qui compte de nombreux adeptes, se trouve malheureusement en désaccord avec l'observation ; il n'en reste pas moins acquis que l'époque indiquée paraît la plus favorable à la fécondation.

Comment se fait l'union du sperme avec l'œuf? Pour M. Ch. Robin, qui considère les spermatozoïdes comme des cellules embryonnaires, cette union consiste dans la dissolution des spermatozoïdes avec pénétration endosmotique, molécule à molécule, dans l'ovule femelle, d'où formation de cellules embryonnaires femelles.

Dans le coït, le paroxysme de la jouissance coïncide, non pas avec l'émission totale du sperme hors du canal de l'urètre, mais avec l'arrivée de ce liquide dans la région prostatique de l'urètre ; elle se prolonge pendant tout son parcours et jusqu'à son expulsion complète ; quant aux saccades par lesquelles se fait l'éjaculation, la cause en est en ce que le sperme déversé dans la région prostatique par les conduits éjaculateurs se trouve emprisonné entre le *veru montanum* et les fibres du muscle de Wilson. Or, la détente de ce muscle se produit bientôt, et, chaque fois qu'elle a lieu, le sperme, accumulé en arrière, s'élance en un jet saccadé qui va diminuant peu à peu.

Rien de variable comme la durée du coït, la sensibilité spéciale de chaque individu influant singulièrement sur la rapidité avec laquelle se produit l'orgasme vénérien et l'éjaculation qui en est le couronnement ; mais, admettant le principe que, pour que le rapprochement soit complet, les sensations voluptueuses doivent être simultanément ressenties par la femme et par l'homme, on arrive à cette conclusion que le coït aura été trop court si l'éjaculation spermatique s'est produite avant que la femme ait éprouvé les sensations voluptueuses suprêmes.

Notre longue pratique et les confidences sans nombre qui nous ont été faites nous ont appris que, d'une manière générale, la femme, au point de vue sensuel, est moins facilement inflammable que l'homme ; aimant plus avec le cœur, elle aime moins avec les sens ; elle s'abandonne avec joie, avec ivresse, aux caresses de l'homme qu'elle aime, heureuse bien plus du plaisir qu'elle lui donne que de celui qu'elle en reçoit ; ce n'est pas qu'elle soit inaccessible au paroxysme voluptueux du coït, mais elle y arrive parfois plus lentement que l'homme et souvent aussi par la faute de celui-ci, qui n'a pas su éveiller les sens de sa compagne par des approches savantes et délicates auxquelles un autre pourra être plus habile. Notons que, presque toujours, à moins qu'elle ne résulte d'une extrême continence, l'éjaculation trop hâtive est un signe de faiblesse virile.

Par contre, si, malgré une érection suffisante, l'éjaculation est lente à se produire, le coït ne s'exerce pas non plus dans les conditions les plus favorables à la fécondation, car l'excitation sexuelle aura été alors plus que suffisante pour déterminer le spasme voluptueux avant l'éjaculation. Dans l'un et l'autre cas, les chances de procréation sont moindres que si le sperme avait été dardé sur le col utérin au moment précis de la jouissance de la femme ; ce moment, en effet, coïncide avec les contractions de la matrice, qui, produisant l'ouverture et le resserrement du col, aspirent en quelque sorte le liquide spermatique dans sa cavité.

Une sensation de fatigue et d'énervement succède immédiatement au coït chez l'homme le plus robuste ; pourtant, cet abattement est d'autant moindre qu'un entraînement plus vif a déterminé le rapprochement ; c'est ce qu'exprime si bien Lallemand, dans les paroles suivantes :

« Quand, dit-il, l'acte est suivi d'un sentiment de
« joie, d'un bien-être général aussi bien que d'une
« nouvelle vigueur ; quand la tête se sent libre et dé-
« gagée, le corps plus élastique et plus léger ; quand
« une disposition plus grande à l'exercice ou au travail
« intellectuel se fait sentir ; quand les organes génitaux
« montrent un accroissement de vigueur et d'activité,
« nous pouvons inférer qu'un impérieux devoir a été

« satisfait dans les limites nécessaires à la santé.
« L'heureuse influence que tous les organes éprouvent
« est semblable à celle qui suit l'accomplissement de
« chaque fonction nécessaire à l'économie. »

Pourtant, grande est la difficulté de déterminer les
limites dans lesquelles le médecin peut permettre ou
conseiller le coït. On voit des hommes jeunes, robustes,
très richement doués physiquement, auxquels le coït
le plus modéré suffit pour éteindre toute ardeur sexuelle,
tandis que des sujets d'apparence fragile et délicate
peuvent indéfiniment se livrer à des rapports quotidiens
et même davantage.

PREMIÈRE PARTIE

—

PATHOLOGIE GÉNÉRALE

---

§ Ier. — SYMPTOMATOLOGIE ET DIAGNOSTIC DES MALADIES UTÉRINES EN GÉNÉRAL

La plupart des médecins qui se sont voués à l'étude spéciale des affections utérines, ont rattaché à une idée systématique les manifestations diverses qui s'offraient à leur observation : Lisfranc ne voyait partout que l'engorgement ; tout était déplacement pour Valleix ; Blatin et Smith n'envisageaient que la leucorrhée ; Récamier mettait tout sur le compte des granulations, et, dans ces derniers temps, Bennet et Aran ne reconnaissent guère qu'une maladie unique de l'utérus, l'inflammation.

Or, l'unité d'essence pathologique conduit logiquement à l'unité thérapeutique, tandis que la détermination des variétés de nature et de forme impose la diversité du traitement, c'est-à-dire l'adaptation des moyens aux indications fournies par l'étude attentive des lésions anatomiques et des troubles fonctionnels.

« Par leur état presque latent, dit Lisfranc, par la
« grande variété de leurs symptômes, si souvent fu-
« gaces et passagers, par les sympathies nombreuses
« qu'elles exercent sur toute l'économie, et enfin par
« les modifications profondes et par la mobilité in-
« croyable qu'elles impriment au système nerveux, les
« maladies de l'utérus exposent le médecin à com-
« mettre de nombreuses et fréquentes erreurs de dia-
« gnostic. » C'est ainsi, en effet, qu'on a vu accuser d'une grossesse antérieure une malade dont le col était assez conique pour faire penser qu'elle était stérile, et que, chez de pauvres femmes atteintes de leucorrhée, des spécialistes en renom ont reconnu des blennorrha-gies, empoisonnant ainsi la paix des ménages par un diagnostic erroné.

C'est qu'en effet, souvent les difficultés sont grandes : masqués par des altérations fonctionnelles, troubles nerveux, digestifs, etc., les symptômes utérins appa-raissent peu ou point, les manifestations sympathiques ou symptomatiques cachant les lésions locales; mais le médecin attentif, sachant qu'en vertu de cet apho-risme constamment vérifié : *propter solum uterum mu-lier est quod est,* l'utérus doit toujours être préalable-ment mis en cause, interrogera scrupuleusement cet organe, qui sera le plus souvent le seul et le véritable coupable.

— Où est la femme? dit le juge.

— Comment est l'utérus? dira le médecin.

Et, après avoir reconnu la cause réelle des douleurs, il devra faire pénétrer dans l'esprit de sa malade cette conviction absolue que tout le mal réside dans la ma-trice, et qu'une exploration directe, profonde, com-plète, est indispensable.

Ce point est de la plus haute importance, car, quand l'idée d'une affection de la matrice a pris créance dans l'esprit de la femme, elle redoute tellement, et avec raison, les ulcérations, les cancers, les polypes, etc., etc., que, loin de s'y opposer, elle demande souvent, elle-même, à subir l'examen complet des organes.

J'ai dit que les symptômes généraux masquaient souvent les accidents locaux; je vais les examiner successivement et indiquer la valeur séméiotique des uns et des autres.

I. — SYMPTOMES GÉNÉRAUX

C'est spécialement et tout d'abord sur le système digestif et nerveux que portent les altérations fonctionnelles accusées par les femmes, lesquelles ne paraissent pas se douter que c'est à la matrice qu'il faut faire remonter la responsabilité de leurs souffrances.

1° DÉSORDRES DIGESTIFS.

Le plus ordinairement, c'est une dyspepsie étrange caractérisée par la lenteur des digestions, par une sensation de gonflement qui force la femme à relâcher tous ses vêtements, par des gaz amenant des éructations fréquentes, par des besoins factices qu'un rien satisfait et qui reviennent sans cesse; au bout d'un certain temps, tous les symptômes précédents augmentent; puis surviennent des douleurs de tête et un grand accablement; pendant tout ce temps, la langue normale n'accuse aucun état inflammatoire de l'estomac.

Enfin, surviennent des vomissements glaireux, alimentaires ou bilieux, qui en ont souvent imposé pour un commencement de grossesse.

Souvent, la sécrétion biliaire est troublée : de véritables coliques hépatiques tourmentent la malade, spécialement aux époques menstruelles, en même temps qu'apparaissent les goûts bizarres caractéristiques de l'hystérie.

2° DÉSORDRES NERVEUX.

Les troubles de la sensibilité sont fréquents et nombreux ; tantôt, ce sont des anesthésies, tantôt des névralgies.

L'anesthésie frappe souvent les membres inférieurs ; parfois, elle atteint les organes génitaux en éteignant tout désir sexuel et toute sensation voluptueuse.

Parmi les névralgies les plus fréquentes, sont la névralgie lombo-abdominale, si bien décrite par Valleix, les névralgies intercostales et faciales, qu'on observe si souvent chez les femmes.

En même temps, les douleurs s'irradient vers les seins, vers les aisselles, avec des caractères variables, et spécialement aux époques menstruelles.

De toutes les névroses qui se lient aux désordres utérins, l'hystérie est celle qui apparaît le plus fréquemment et qui revêt les formes les plus multiples, les plus capricieuses et les plus variables. Elle se caractérise par des symptômes permanents comme l'analgésie, les névralgies, les spasmes, ou par des désordres intermittents comme les crises ou attaques hystériques ; toutes manifestations qui résultent de l'action réflexe des centres nerveux ébranlés par l'excitation primitive des organes générateurs.

L'hystérie n'est donc point une affection essentielle de la matrice ou de ses annexes, mais elle a sa cause déterminante dans des désordres fonctionnels de l'appareil générateur, tels que les excitations nerveuses ou vasculaires, tandis qu'elle n'apparaît que rarement dans les états inflammatoires ou organiques de l'utérus.

Il est important de distinguer des paralysies hystériques, que nul ne conteste, les paralysies qui reconnaissent pour cause des états inflammatoires ou congestifs de l'utérus ; il m'a été donné d'observer plusieurs cas de paraplégie qui étaient sous la dépendance, soit d'un engorgement du col, soit d'un état congestif des ovaires et des ligaments larges, céder progressivement, à mesure que s'amendait la maladie de l'utérus ou de ses annexes.

3° DÉSORDRES DANS LA NUTRITION.

L'insuffisance de la nutrition et le défaut d'équilibre entre la dépense et la réparation produisent fatalement chez la femme deux états parfois distincts, mais qui, souvent, se compliquent réciproquement, je veux parler de la chlorose et de l'anémie.

La chlorose est à peu près inséparable des affections utérines : pâleur de la peau, décoloration des muqueuses, abattement extrême, douleur plus ou moins aiguë qui part du creux de l'estomac pour arriver entre les deux épaules, souffle dans les carotides, perçu parfois par la malade elle-même, appétits étranges, dyspepsie avec toutes ses bizarreries ; tels sont les symptômes qui caractérisent l'état chlorotique, lequel frappe le plus ordinairement les jeunes filles lymphatiques ou de constitution plus ou moins débile.

L'anémie, au contraire, atteint le plus souvent les femmes d'un certain âge affectées d'états organiques : polypes, carcinômes, ulcérations ou granulations diverses, lesquels provoquent des hémorrhagies plus ou moins fréquentes et plus ou moins abondantes; elle se traduit par la fréquence et la petitesse du pouls, l'affaiblissement général, l'anhélation et parfois l'œdème et la bouffissure de la face.

Sous l'influence de cette chloro-anémie, l'amaigrissement s'accentue et marche d'une façon rapide, et la malade présente bientôt ce *facies utérin* si bien connu des observateurs et que caractérisent des traits contractés et endoloris, des chairs sans consistance, un teint terreux, un regard sans vie et l'affaissement général des diverses parties du corps les unes sur les autres.

Par contre, il n'est pas très rare d'observer, au lieu

de l'amaigrissement, une obésité de mauvais aloi qui ne fait qu'augmenter les souffrances de la femme, par la lourdeur et l'anhélation qui en résultent, et qui peut en imposer à un observateur peu attentif et peu expérimenté. Cet embonpoint factice disparaît avec l'affection utérine elle-même quand la nutrition se trouve dans des conditions plus favorables; néanmoins, une médication spéciale, et particulièrement le fucus, ne sont point inutiles à cet endroit.

II. — SYMPTOMES LOCAUX

La **douleur** est un symptôme presque constant et qui attire de bonne heure l'attention de la malade d'abord et du médecin ensuite; continue ou intermittente, aiguë ou sourde et peu précise, elle présente toutes les variétés de type et de caractère. Absolument spontanée, elle accuse presque toujours une phlegmasie aiguë, métrite, ovarite; provoquée par les mouvements, sa signification varie suivant le caractère qu'elle revêt dans les diverses attitudes de la malade : la douleur que provoque le décubitus dorsal révèle une version ou une flexion en arrière de l'utérus; si la malade se couche sur le côté, la douleur se manifeste, soit dans ce même côté, par suite de la pression que subissent les organes malades de la part des organes voisins, soit dans le côté opposé, en raison des tiraillements exercés par l'utérus sur les ligaments et les annexes, souvent déjà malades eux-mêmes.

Parfois, la station assise provoque soit un sentiment de brûlure au périnée, soit un ténesme incessant, soit la sensation d'une pression insupportable à l'anus et au périnée; tandis que la station verticale, produisant des douleurs hypogastriques et lombaires qui s'irradient dans les lombes et dans les cuisses, ne peut être conservée que très peu de temps par les malades.

Bien autrement se réveillent ou s'exaspèrent les douleurs sous l'influence de la marche, spécialement sur un terrain raboteux ou difficile ou par les secousses qu'impriment au corps le roulement des voitures, la danse, la natation, l'équitation ; le coït est une cause de provocation plus aiguë encore, car au choc et à l'ébranlement qu'il produit vient s'ajouter l'orgasme vénérien, qui tend à développer l'état inflammatoire ou congestif de l'utérus et de ses annexes.

La provocation de la douleur contrôle et éclaire les données de la douleur spontanée. Si, la femme étant

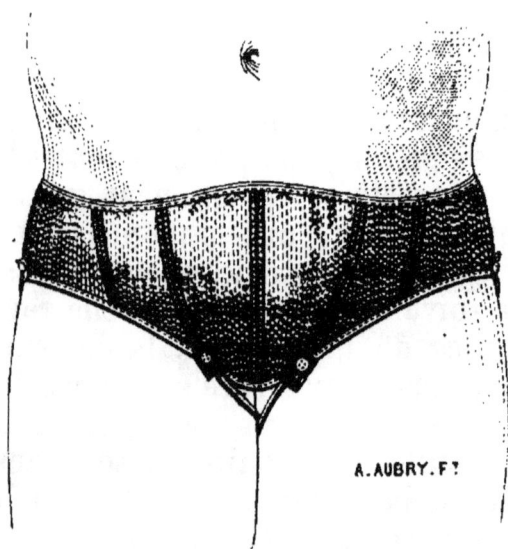

A.AUBRY.F?

Ceinture hypogastrique.

couchée, le médecin, exerçant une pression douce à la région hypogastrique, provoque de la douleur, et si, d'autre part, la malade étant debout, la même pression, relevant les viscères, produit un soulagement qui cesse quand ils retombent, le siège du mal n'est plus douteux, et l'opportunité de la ceinture hypogastrique se trouve nettement démontrée.

En combinant avec la palpation hypogastrique le

toucher rectal et le toucher vaginal, on précise mieux encore les points malades, puisqu'on arrive à circonscrire les organes entre les deux mains qui les explorent concurremment.

La douleur *iliaque* ou de *côté*, si fréquente à *gauche*, reconnaît pour cause la flexion ou l'inclinaison à droite de la matrice enflammée ou congestionnée et les tiraillements qui en résultent sur le ligament large et l'ovaire du côté gauche.

La douleur lombaire ou des reins, qui s'irradie parfois dans tout le bassin et dans les membres inférieurs, reconnaît, le plus ordinairement, pour cause la pression ou les tiraillements exercés sur les nerfs sacrés et les plexus lombaires.

La douleur hypogastrique a surtout son origine dans la pression exercée sur l'utérus malade par la masse intestinale, spécialement quand la femme est debout ou qu'elle marche. Elle est soulagée par la ceinture hypogastrique.

Les organes voisins, et spécialement la vessie et le rectum, subissent le contre-coup des maladies utérines.

Déjà Aran avait fait remarquer que, chez beaucoup de femmes, la diarrhée survient à l'époque menstruelle, parce que le rectum participe à l'état fluxionnaire de l'utérus.

La constipation est l'état le plus fréquent dans les maladies utérines; elle est souvent assez tenace pour produire des hémorroïdes internes ou externes, des fissures anales; si l'on considère de plus qu'elle tend à exagérer les lésions et les douleurs utérines, on comprendra l'importance qu'il y a à la combattre soit par des laxatifs, soit par des lavements.

Bien plus encore que le rectum, la vessie est influencée par les affections utérines, soit qu'elle se trouve comprimée par la matrice tuméfiée, soit que, par contiguïté, elle se congestionne ou s'enflamme à son tour; d'où dysurie, ténesme vésical, rougeur et sensibilité du méat urinaire, urines catarrhales, glaireuses, floconneuses, muco-purulentes ou chargées de dépôts phosphatiques.

Écoulements morbides. — Ils ont une haute importance dans le diagnostic des maladies utérines et doivent être observés et étudiés avec le plus grand soin.

L'écoulement *sanguin* doit être envisagé tant au point de vue de la fonction menstruelle que de ses significations pathologiques.

Il arrive parfois que le flux cataménial se produit sans que le sang s'écoule à l'extérieur, retenu qu'il est par des déviations ou des imperforations du col, par des oblitérations du vagin, par l'hymen formant cloison complète, etc., toutes circonstances qui exigent impérieusement l'intervention chirurgicale directe.

Plus souvent c'est à la chloro-anémie, à la phthisie, à une affection interne quelconque qu'est imputable la non-apparition menstruelle, tous cas justiciables d'une médication interne appropriée. L'écoulement menstruel existant, on examinera s'il est plus ou moins abondant, plus ou moins prolongé qu'à l'ordinaire ; si les règles sont plus ou moins fréquentes. On observera l'aspect du sang, sa couleur, sa consistance, son mélange avec d'autres éléments, leucorrhéiques ou muco-purulents ; on évitera de confondre l'écoulement menstruel ordinaire avec les hémorrhagies inséparables d'un avortement, d'un accouchement, de l'état puerpéral, etc.

Les *flueurs blanches*, ou pertes blanches, doivent être l'objet d'une sérieuse attention, parce que, contrairement à l'opinion de bien des femmes, même de quelques médecins, les pertes blanches accusent toujours un état morbide quelconque de la matrice.

Sans doute, il y a des sécrétions normales des muqueuses vulvaire, vaginale et utérine ; mais c'est dans des circonstances physiologiques qu'elles se produisent, dans le coït, voire dans les excès vénériens, à l'époque menstruelle, pendant la grossesse ; ces sécrétions peuvent être provoquées par toute excitation portée sur les

3

surfaces muqueuses ; il ne m'est jamais arrivé de porter
un instrument, sonde utérine, caustique, etc., dans la
cavité du col, sans voir sourdre immédiatement du
mucus, tout à fait analogue au blanc d'œuf, qui caractérise la sécrétion utérine. Le mucus vulvaire est transparent, légèrement visqueux et acide ; le mucus vaginal, acide également, offre l'aspect d'une sorte
d'émulsion laiteuse ; le mucus utérin est alcalin, transparent et d'une extrême viscosité. Ces caractères sont
constants et ne subissent aucune modification tant qu'il
n'y a qu'hypersécrétion.

Que si les sécrétions sont perverties et altérées, la
sécrétion vulvaire devient verdâtre et purulente ; la
sécrétion vaginale apparaît crémeuse ou séro-purulente ;
l'écoulement utérin perd sa transparence, devient jaunâtre, safrané, sanguinolent et d'une viscosité tellement tenace que son expulsion devient d'une extrême
difficulté et que, dans le pansement, il faut, en quelque
sorte, l'arracher de la cavité utérine.

Que si ces sécrétions normales ou altérées se trouvent mélangées aux liquides morbides émanant de
fongosités ou de granulations, la chose se reconnaît à
l'aspect sanguinolent du liquide ; quant à l'*ichor cancéreux*, il se révèle par une fétidité *sui generis* tellement caractéristique qu'il sera impossible de le mé-
connaître.

III. — EXPLORATION DIRECTE

L'étude que nous venons de faire des symptômes généraux et locaux nous a déjà conduits à cette certitude : *il y
a une maladie de l'utérus*. Le médecin en est convaincu,
la malade l'a compris ; il s'agit maintenant de préciser
le siège exact, la nature et le caractère de l'affection ;
pour cela, il faut obtenir l'exploration directe à laquelle
la malade ne se refusera pas quand, persuadée que l'organe est malade, elle comprendra logiquement la né-

cessité de l'examen et l'intérêt suprême qui en résulte pour elle.

Il est bien entendu que le consentement absolu et sans réserves de la femme est indispensable, et que les règles de la bienséance la plus méticuleuse seront observées par le médecin qui remplit là un devoir pénible mais rigoureux.

Or, l'exploration directe se pratique soit avec le sens du toucher, soit avec le sens de la vue, soit par la combinaison de ces deux sens.

Le sens du toucher nous fournit les données de la palpation abdominale et du toucher vaginal et rectal.

Du sens de la vue relèvent l'examen direct et immédiat des organes génitaux externes et l'examen des organes génitaux internes par le spéculum.

Reste le cathétérisme utérin, qui appartient en quelque sorte à l'un et à l'autre sens.

1° PALPATION ABDOMINALE

Elle permet de constater s'il est survenu dans la cavité pelvienne des modifications de température, de consistance, de volume, de sensibilité. Pour fournir toutes les données qu'on est en droit d'en attendre, la palpation doit être pratiquée sur la femme successivement *debout et couchée*.

La femme *debout* s'adossant à un meuble et s'appuyant sur l'épaule gauche du médecin, celui-ci porte la main droite sur le creux de l'estomac et sur l'abdomen, appréciant en même temps la température, la sensibilité, la tension des divers points de la cavité abdominale, les tuméfactions qui appartiennent à l'utérus ou à ses annexes, les épanchements liquides de la cavité pelvienne.

Que, si, la femme inclinée légèrement en avant, le médecin, déprimant les parois abdominales au niveau du pubis ou des fosses iliaques, provoque dans ces régions une douleur accentuée, il n'y a point de doute sur l'existence d'une phlegmasie de la matrice ou des ovaires.

La station verticale permettra de constater le soulagement produit par la main appliquée à plat sur l'hypogastre et refoulant en haut les viscères abdominaux ; d'où l'indication de la ceinture hypogastrique.

Dans la palpation *horizontale*, la femme sera couchée sur le dos, les jambes fléchies sur les cuisses et les cuisses sur le bassin, pour obtenir le relâchement complet des muscles de l'abdomen. La main du médecin, déprimant alors profondément les parois abdominales, constatera les changements survenus dans le volume, la forme et la consistance, non seulement de la matrice et de ses annexes, mais encore des autres viscères : reins, uretère, vessie, intestin. Associée au toucher vaginal et rectal, elle fournira les données les plus précieuses, en permettant de saisir et de circonscrire l'organe malade entre les deux mains qui l'explorent.

Concurremment à ces recherches, l'œil, observant la paroi abdominale, appréciera les inégalités, la dépression ombilicale, les vergetures, la pigmentation de la ligne blanche.

Enfin, ce sera le moment de recourir à l'*auscultation* si l'on soupçonne une grossesse; à la *percussion*, qui fournira les données nécessaires à la détermination d'une tumeur abdominale, à la *fluctuation* qui permettra de déterminer les épanchements sanguins, séreux ou purulents.

2° TOUCHER VAGINAL

De tous les moyens d'exploration, c'est assurément celui qui fournit les données les plus précises et les plus certaines; aussi ne saurais-je trop le recommander, d'autant plus qu'il a été quelque peu délaissé pour le spéculum, qui, plus prestigieux peut-être, est loin pourtant d'avoir la même importance, et ne fait en réalité que compléter et éclairer les indications fournies par le toucher.

Il faut reconnaître aussi que nulle exploration ne demande une adresse plus grande, un tact plus exquis, une connaissance plus exacte des régions qu'on examine.

Comme la palpation abdominale, le toucher se pratique la femme étant *debout* ou *couchée.*

Pour le toucher *vertical,* la femme étant adossée à un meuble, les jambes un peu écartées et le corps un peu incliné en avant, le médecin introduit la main droite sous les vêtements, un genou à terre ou assis sur un tabouret peu élevé ; l'index préalablement frotté d'huile ou de cérat pour faciliter son glissement et le préserver des sécrétions vagino-utérines. Il remonte le long de la cuisse droite jusqu'à la commissure postérieure de la vulve, s'efforçant d'éviter en arrière l'anus et en avant le clitoris, dont l'attouchement est toujours désagréable et choquant pour la malade.

L'index, après avoir franchi la vulve, pénètre facilement dans le vagin ; il se dirige alors lentement et avec des mouvements de latéralité le long de la paroi postérieure du vagin, dont il apprécie la température, l'état aride ou humide, les accidents de la surface ; arrivé au col, il en explore le pourtour, le volume, la consistance, les aspérités; il examine les lèvres, l'orifice ; se porte, en avant ou en arrière, pour étudier les culs-de-sac antérieur et postérieur du vagin ; enfin, il revient vers la vulve, explorant à son tour la paroi antérieure du vagin.

La femme étant *couchée,* le toucher se pratique de la même façon ; il fournit des données qui échappent au toucher vertical ; en effet, seul le toucher *horizontal* peut être combiné avec la palpation abdominale.

Quand le toucher vaginal sera impérieusement exigé chez les vierges, il sera facile de ménager la membrane hymen en procédant de la manière suivante : on prie la malade de rapprocher les cuisses, cette attitude rendant l'hymen souple et dépressible ; puis, le doigt, pénétrant avec une extrême lenteur, parviendra à effacer l'hymen et à franchir l'anneau vulvaire sans dommage ni douleur pour la malade.

Nombreux sont les renseignements fournis par le toucher vaginal :

D'abord les *anomalies :* vulve, hymen et vagin doubles ; cloisons complètes ou incomplètes ; atrésie ; étroitesse extrême et imperforation du vagin ; orifice du col double ou placé irrégulièrement en avant ou en arrière ; absence de l'utérus et de ses annexes, etc., etc.

Puis les états *morbides* de l'appareil génital et des organes voisins : tumeurs, kystes de la vulve et du vagin ; tumeurs et corps étrangers du rectum et de la vessie, perceptibles à travers les cloisons recto-vaginale et vésico-vaginale.

En touchant attentivement le col, on appréciera la mobilité ou l'immobilité du segment inférieur de l'utérus et de l'utérus en totalité ; les changements de direction du col qui est le plus ordinairement porté en arrière ; sa forme, sa température, sa consistance, ses aspérités, son élongation hypertrophique ou son effacement ; la position, la forme, les dimensions, la pénétrabilité de l'orifice utérin.

Le toucher provoquant de la souffrance, si la douleur provient des mouvements imprimés à l'utérus, c'est qu'il y a état morbide des annexes et des rapports de l'organe ; si la douleur résulte de la pression exercée par le doigt sur le col, c'est que l'organe utérin est malade lui-même.

Si l'utérus a augmenté de volume, le doigt perçoit, à travers le cul-de-sac vaginal, une tumeur globuleuse régulière qui ne permet pas de la confondre avec les tumeurs fibreuses, les kystes, etc. L'exploration attentive du pourtour du col utérin fournit des indications précieuses sur les productions diverses qui, gravitant autour de l'utérus, empiètent sur l'espace normalement occupé par les culs-de-sac du vagin ou altèrent la souplesse des parois qui les circonscrivent.

3° TOUCHER RECTAL.

Beaucoup moins important que le toucher vaginal, le toucher rectal ne sera employé que dans le cas de nécessité absolue et pour compléter un diagnostic douteux.

Les intestins ayant été d'abord évacués par un lavement, l'opérateur introduit son index préalablement frotté d'huile; explorant surtout la paroi antérieure du rectum, il trouve, à 4 centimètres environ, la tumeur rénitente du col utérin, puis il rencontre le corps de la matrice et explore sa face postérieure, appréciant ainsi les déviations et les tumeurs de la paroi postérieure de la matrice, en même temps que la paroi rectovaginale.

4° EXAMEN DIRECT DES ORGANES GÉNITAUX.

La malade étant couchée sur le dos, le médecin, écartant doucement les grandes et petites lèvres, examine le clitoris, le méat urinaire et la vulve; il reconnaît la nature des écoulements, les tuméfactions diverses qui peuvent siéger à l'orifice vulvaire, et constate la coloration, la sensibilité des surfaces muqueuses, en même temps que les granulations et les ulcérations dont elles peuvent être le siège.

Toutes les maladies de la vulve et du méat urinaire, spécialement la blennorrhagie, seront révélées par cet examen.

5° EXAMEN PAR LE SPÉCULUM.

Ainsi que son nom l'indique, le spéculum est un miroir destiné à déplisser et à maintenir les parois vulvaire et vaginale et à porter la lumière sur le col de l'utérus et dans les parties profondes du vagin. J'ai hâte d'ajouter que, indépendamment de ses avantages comme moyen d'exploration, le spéculum est également d'une haute et fréquente utilité dans les diverses manœuvres chirurgicales que l'on exerce sur les organes génitaux profonds.

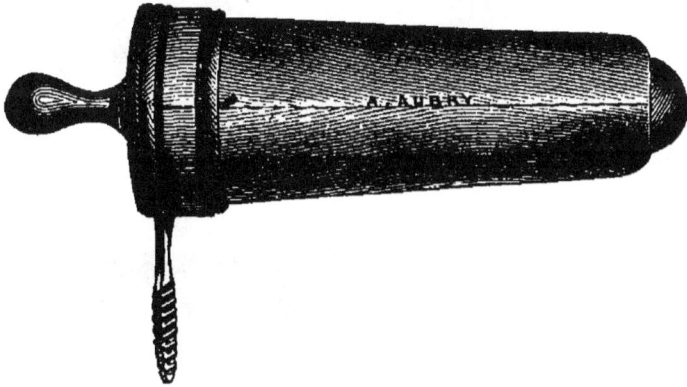

Spéculum plein muni d'un embout, en étain ou en bois.

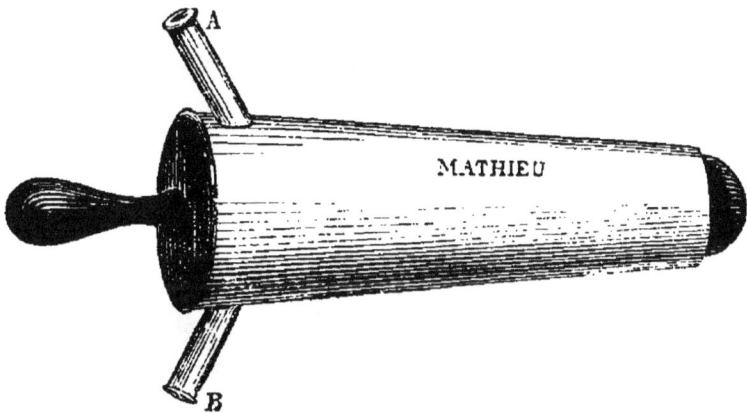

Spéculum plein à double courant, muni d'un embout et d'une canule pour irrigations.

Le premier spéculum, mentionné par Paul d'Egine, était un instrument à trois branches, variable dans ses dimensions et dilatable au moyen d'une vis.

Albucasis, le premier, figure un véritable spéculum

que décrivit plus tard Ambroise Paré en lui faisant subir quelques modifications.

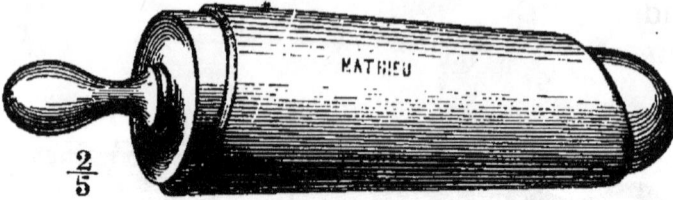

Spéculum plein de Stoltz.

Spéculum de Fergusson.

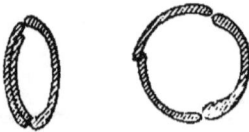

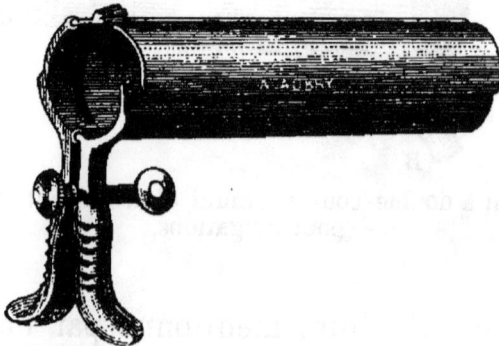

Spéculum à recouvrement à embout pour vierges.

Mais c'est à Récamier que revient le mérite d'avoir,

en 1814, exhumé, en quelque sorte, le spéculum oublié
et d'avoir établi et popularisé la haute valeur clinique
de cet instrument dans le diagnostic et la thérapeutique des affections utérines. Ayant à traiter des ulcéra-

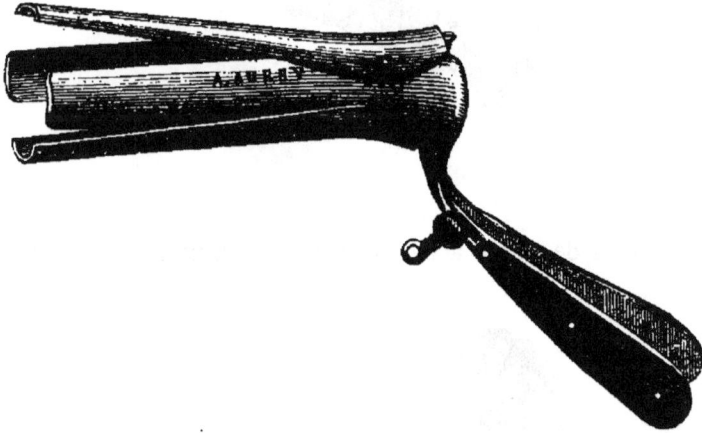

Spéculum à quatre valves de Charrière.

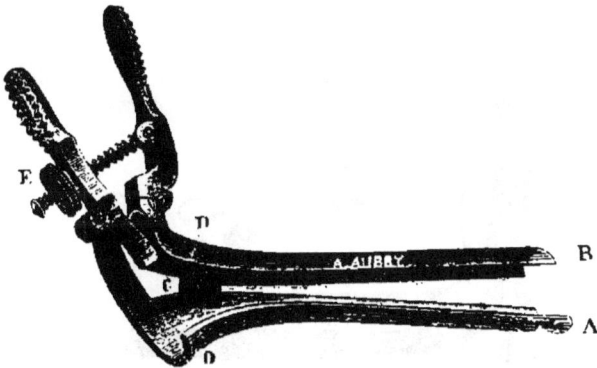

Fig. 2

Spéculum bivalve sans embout.

tions du col, il fit faire une canule en zinc, qu'il convertit
ensuite en cylindre creux d'étain à paroi réfléchissante
et taillé en bec de flûte à son extrémité interne.

Le spéculum, à partir de ce moment, était définitivement trouvé; puis sont venus les modifications et les perfectionnements de toute nature qui ont porté :

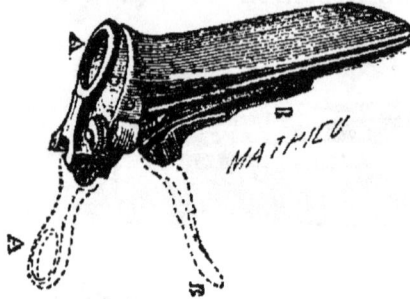

Spéculum de Cusco à bec de canard et à manche pliant.

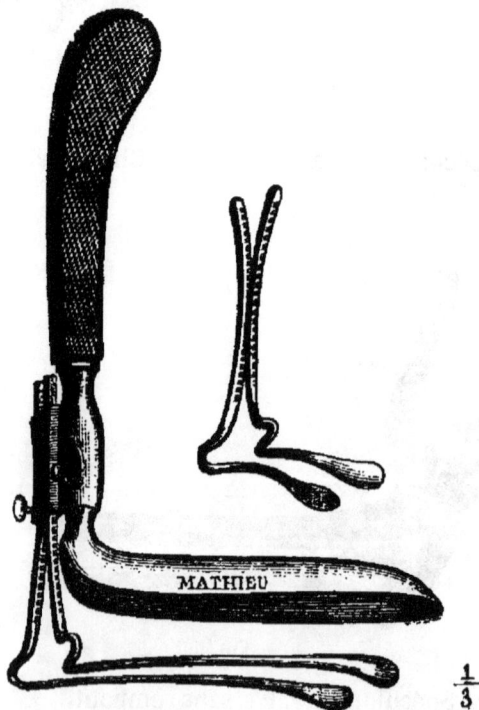

Spéculum universel de Sims.

Sur la *matière employée:* bois, ivoire, porcelaine, verre, étain, maillechort, argent, glace étamée à l'intérieur, etc., etc.

Sur *le manche*, rejeté par les uns, admis par les autres, ou rendu mobile, comme l'a fait M. Cusco.

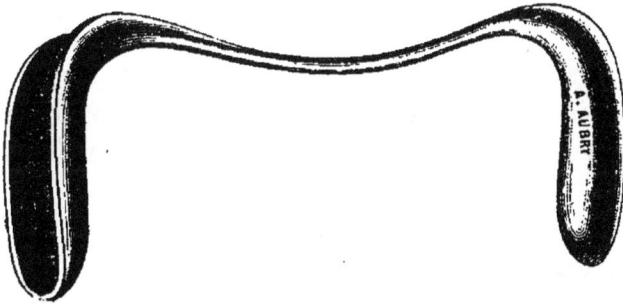

Spéculum univalve.

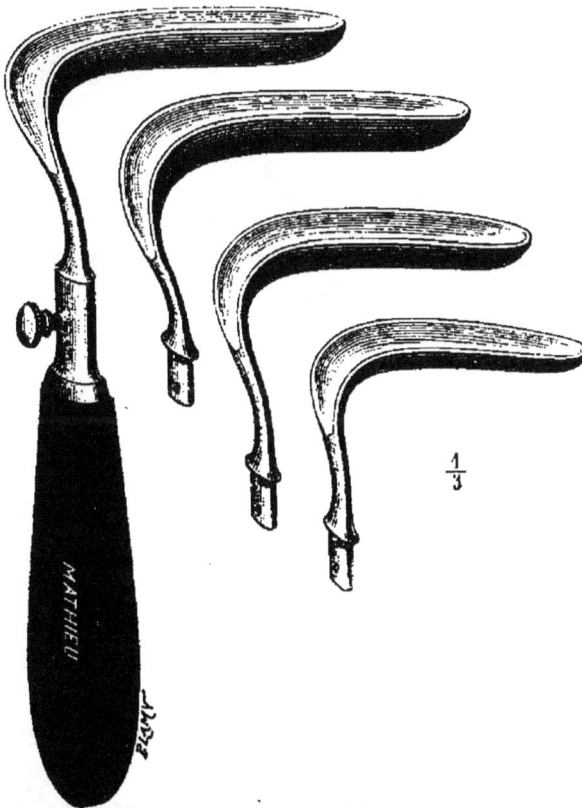

Un jeu de spéculums univalves de Sims (quatre grandeurs).

Sur les *ouvertures*, fixes ou mobiles, permettant de voir divers segments de la paroi vaginale.

Sur les *dimensions* de l'appareil, variable dans sa longueur, sa grosseur, sa forme cylindrique ou ellipsoïde.

Mais la modification la plus sérieuse est celle qui transforme le cylindre plein univalve et d'un volume constant dans tous ses points, en un autre composé de deux, trois ou quatre valves qu'un mécanisme, fort

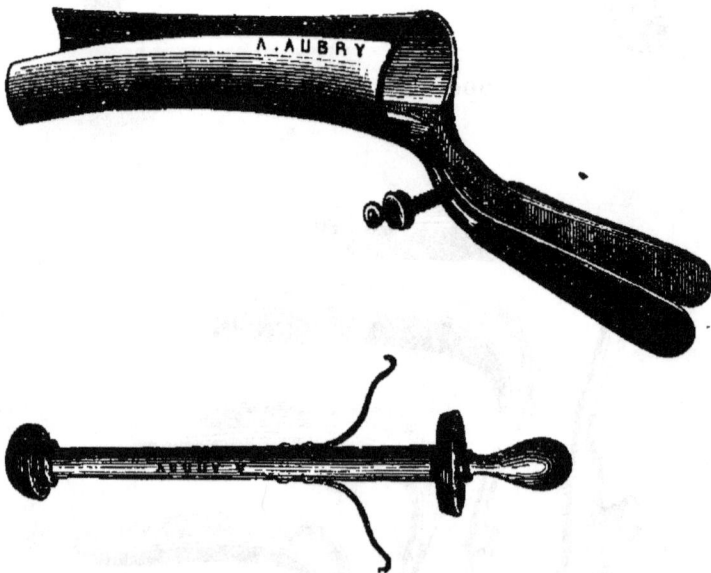

Spéculum bivalve à embout.

simple, du reste, fait diverger les unes des autres, de façon à pouvoir, après son introduction, dilater tout spécialement et dans une plus grande mesure les culs-de-sac tout particulièrement spacieux et dilatables, sans exercer du reste aucune pression sur l'anneau vulvaire.

Chacun de ces instruments répond à des indications spéciales :

Le spéculum plein doit être suffisamment long, pour

atteindre l'orifice utérin; en étain, il sert à l'application des sangsues sur le col; en buis, il est plus spécialement usité pour les cautérisations; il est ordinairement muni d'un embout en bois pour favoriser son introduction.

Le spéculum de Fergusson, ne glace étamée, recouvert d'une couche de gutta-percha, ne diffère du précédent que par ses extrémités taillées en bec de flûte et par la lumière plus grande qu'il projette sur les organes; ce

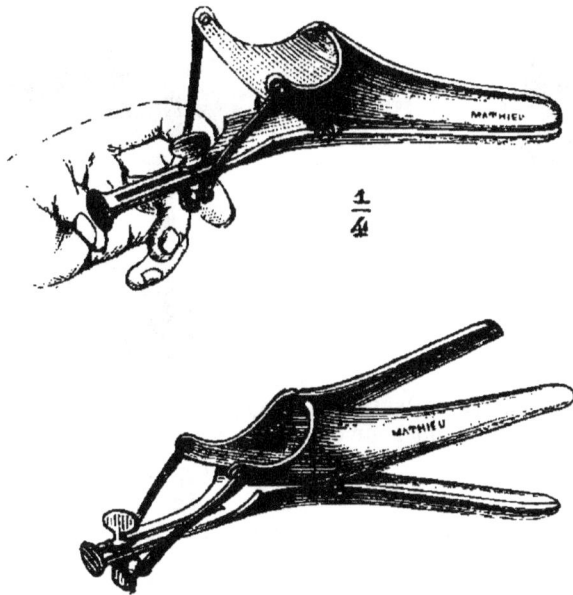

Spéculum de Demouy fermé et ouvert.

qui n'est point indifférent quand il s'agit de découvrir soit au col, soit sur les parois vaginales, les lésions qui se cachent dans les replis de la muqueuse.

Nombreux sont les spéculums à valves :

Celui de Charrière à recouvrement trouve son application dans l'examen du col utérin chez les vierges et dans les cas où l'anneau vulvaire se trouve étroit ou contracturé. — L'une des valves étant mobile, si elle est enlevée, il reste une fenêtre latérale qui permet d'examiner la muqueuse du vagin.

Le spéculum bivalve, inventé par Jobert-Lamballe en 1833, se compose de deux demi-cylindres réunis par une charnière, laquelle se trouve placée au niveau de l'anneau vulvaire, si bien que, ce point étant celui où les dimensions de l'instrument sont minimum lors de la divergence des valves, toute douleur et toute violence se trouvent écartées à l'orifice vaginal.

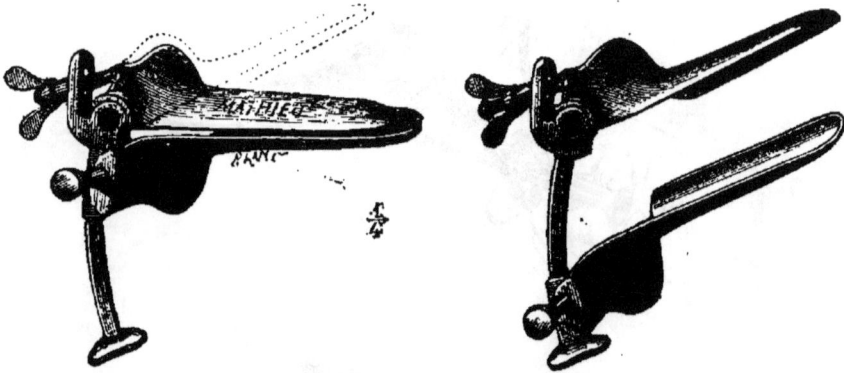

Spéculum de Léonard. — Peut servir de spéculum ordinaire et peut être dilaté parallèlement pour écarter la vulve à son maximum.

A côté des avantages qu'il présente, ce spéculum offre aussi quelques inconvénients, spécialement de laisser couler entre les deux valves les replis du vagin et d'exposer à leur pincement. L'adjonction de deux autres valves, l'une supérieure et l'autre inférieure, qui dans leur divergence étalent complètement les parties profondes du vagin, fait disparaître ces imperfections et constitue le spéculum le plus commode et le mieux approprié à toutes les exigences d'un examen complet et méticuleux.

Le spéculum de M. Cusco est bivalve; d'un diamètre constant à son extrémité vulvaire, il permet de donner, au fond du vagin, un très grand développement aux valves, de façon à pouvoir découvrir facilement le col, sans que la muqueuse tendue et maintenue puisse venir glisser entre les valves de l'instrument.

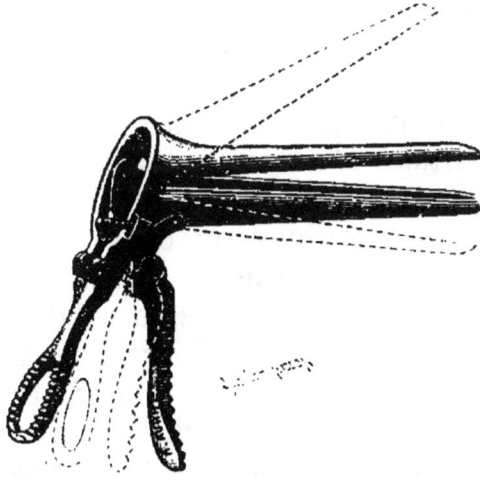

Spéculum bivalve à manche pliant.

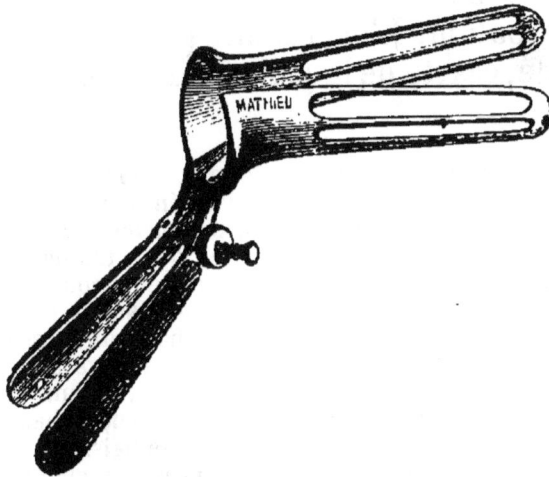

Spéculum fenêtré de Fournier.

Restent les spéculums à une seule valve, tels que ceux de Sims et de Bozemann : ce sont des valves en gouttière et à courbure spéciale employées surtout pour l'opération de la fistule vésico-vaginale.

Enfin, dans ces derniers temps, M. Leblond a eu l'idée d'ajouter au spéculum un perfectionnement ingénieux, qui permet de porter des fils à ligature et d'établir des points de suture sur le col et sur les parties profondes du vagin dans les opérations pratiquées sur ces régions.

Quel que soit le spéculum employé, son introduction est toujours facilitée par l'adjonction de l'*embout*, qui a le double avantage d'éviter la douleur à l'anneau vulvaire et les pincements de la muqueuse vaginale.

Le toucher doit toujours précéder l'introduction du spéculum, car il est essentiel de s'assurer toujours préalablement de la situation exacte du col de l'utérus.

Le spéculum, qui doit toujours être d'une propreté irréprochable, sera légèrement chauffé et enduit d'un corps gras pour en faciliter le glissement.

La femme doit être couchée, les cuisses fléchies et écartées, le siège sur le bord de son lit, si elle est chez elle ; le fauteuil spécial (voir p. 54) (1), que j'emploie dans mon cabinet, facilite singulièrement toutes les manœuvres du spéculum. L'opérateur, placé entre les jambes de la malade, écarte de la main gauche les grandes et les

____

(1) Ce fauteuil, destiné aux examens et aux opérations à pratiquer dans le vagin, le rectum, la vessie et les parties génito-urinaires de l'homme, est de la forme dite américaine en bois, ou en fer tourné, garni suivant la couleur de l'ameublement. Il fonctionne de la manière suivante :

Le médecin, après avoir fait asseoir la malade comme dans un fauteuil ordinaire et lui avoir fait placer les pieds sur la barre transversale et contre les pieds du fauteuil, appuie sur le haut du dossier et renverse en arrière le fauteuil et la malade ; celle-ci se trouve alors convenablement couchée, le siège complètement porté en avant sur le bord du fauteuil, les pieds appuyés bien écartés, et la malade à hauteur suffisante pour que le médecin assis n'ait pas besoin de se baisser.

La barre transversale se retire et laisse libres les mouvements du médecin.

L'opération terminée, le médecin redresse le fauteuil et la malade se trouve assise comme avant.

Ce fauteuil supprime donc toutes ces manœuvres désagréables qui consistent à faire monter la malade sur une chaise ou un tabouret pour la faire étendre, à la tirer en avant pour la bien placer, etc., etc., ce qu'on est obligé de faire avec les autres fauteuils.

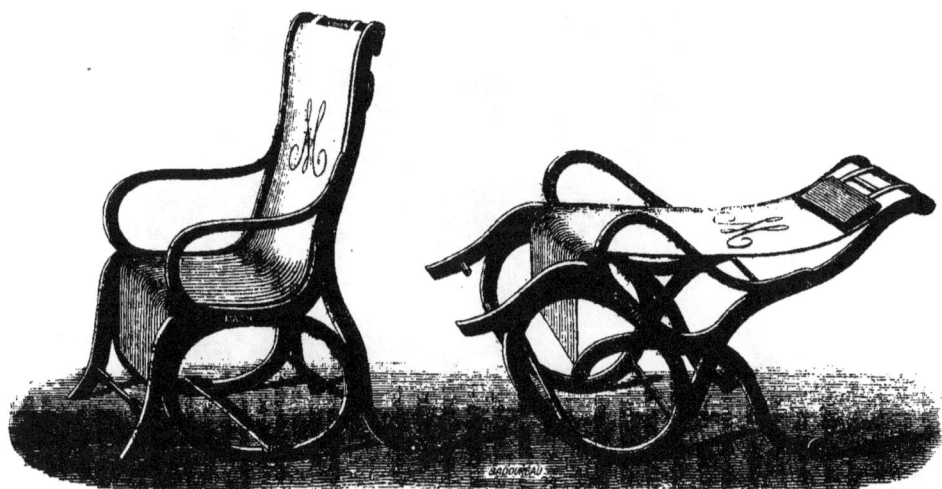

Fauteuil pour examens et opérations.

petites lèvres, dont il examine l'aspect en même temps
que celui de toute la surface vulvaire ; puis, tenant le
spéculum comme une plume à écrire, il en appuie l'extrémité sur la fourchette en la déprimant ; en même
temps qu'il l'introduit et franchit l'anneau vulvaire, il
fait subir au spéculum un léger mouvement de bascule,
qui incline de plus en plus l'instrument vers le sacrum.

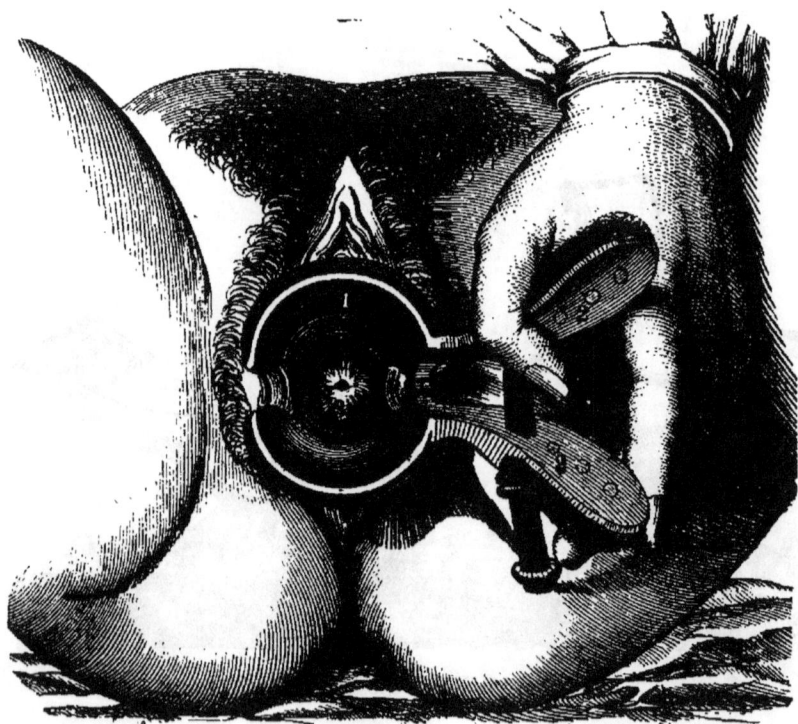

Application du spéculum.

L'anneau vulvaire franchi, on va chercher le col utérin dans la direction marquée par le toucher vaginal ;
presque toujours, c'est en arrière qu'il se trouve ; c'est
donc, en rasant la paroi postérieure du vagin qu'on aura
le plus de chances de le rencontrer. S'il ne se trouve
pas exactement dans l'axe du spéculum, on l'y ramè-
nera, soit avec le redresseur utérin, soit avec les pinces
à pansement ; — si, en cas de rétroversion, le col se

trouve fortement porté en avant, on devra porter le spéculum derrière la symphyse pubienne et aller décrocher le col avec la sonde utérine pour le ramener en arrière.

L'examen se fera au jour; il y aura avantage à éclairer les organes avec l'otoscope du docteur Bonnafond; il permettra de saisir des détails qui pourraient échapper à la lumière ordinaire.

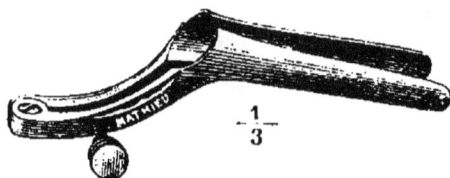

Spéculum dilatateur urétral.

En retirant doucement le spéculum, on verra se dérouler successivement toute la surface vaginale; c'est là le moment le plus favorable pour l'examiner : écoulements, rougeur, exulcérations, érosions, granulations, végétations, polypes, rien n'échappera si l'examen est pratiqué avec soin et lenteur.

6° CATHÉTÉRISME DE L'UTÉRUS

Malgré que, dans le siècle dernier, Levret ait pratiqué le cathétérisme utérin pour mesurer exactement la profondeur de la cavité utérine, il n'en est pas moins vrai que c'est M. Simpson en Angleterre, Valleix et Huguier en France, qui ont fait entrer le cathétérisme utérin dans le domaine de la pratique comme moyen de diagnostic et de traitement.

L'instrument de Huguier, appelé *hystéromètre*, est une tige métallique graduée de 16 centimètres, sur laquelle se meut un curseur que fait mouvoir un manche adapté à une tige centrale.

La sonde intra-utérine de Valleix est également munie d'un curseur, mais celui-ci, libre et mobile sur la tige qu'il embrasse à la manière d'un anneau, se fixe

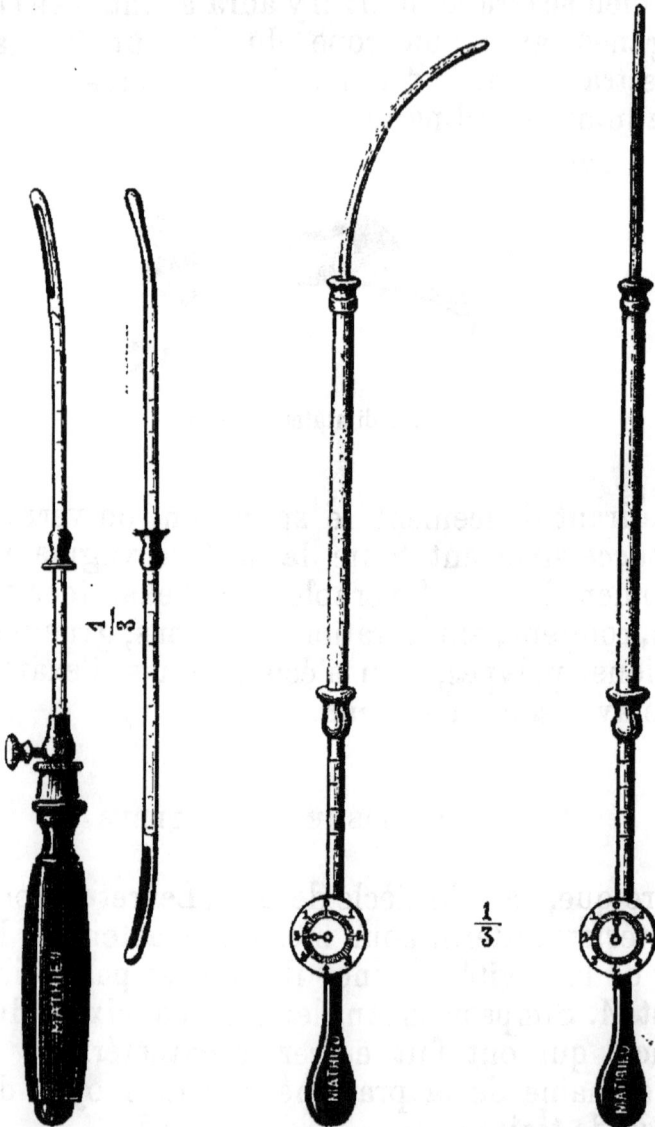

Sonde utérine de Valleix.   Hystéro-curvimètre de Terrillon.

sur le point où il s'est trouvé refoulé par la pénétration de l'instrument dans la cavité utérine.

On pratique le cathétérisme de l'utérus soit au moyen du spéculum, soit par le toucher; dans ce dernier cas, l'index de la main droite, ayant reconnu le col de l'orifice utérin, sert de conducteur à l'instrument.

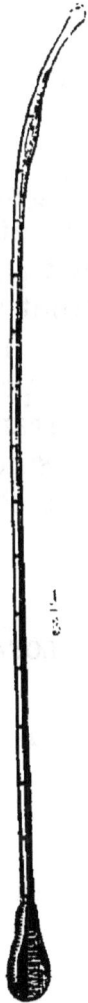

Sonde utéromètre flexible de *Sims*.   Spéculum intra-utérin.

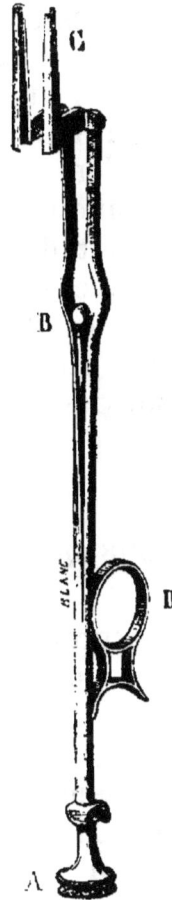

Quand on se sert du spéculum, l'instrument doit être introduit avec les plus grands ménagements; souvent, on se trouve arrêté soit par une flexion du corps sur le col, soit par les colonnes de l'arbre de vie, soit par l'orifice interne, presque toujours plus serré et moins perméable que l'externe; avec de la patience, de la temporisation et quelques tâtonnements, on finira toujours par pénétrer dans la cavité utérine, ce qui se reconnaît par la profondeur de 70 millimètres environ à laquelle on pénètre et à la mobilité plus grande de l'instrument.

Rien n'exige plus de prudence, plus de souplesse, plus de délicatesse que le maniement de la sonde utérine; l'état de grossesse, pour peu qu'il soit possible, l'état menstruel, un engorgement, une phlegmasie, une affection organique quelconque de la cavité utérine, en proscrivent l'emploi d'une façon absolue; par contre, quand les manœuvres du cathétérisme seront possibles, elles fourniront des données précieuses sur les dimensions du corps et du col de l'utérus, sur les productions internes de la cavité utérine, végétations, granulations, polypes, etc., etc., sur les déviations ou les flexions de l'utérus, sur les collections liquides de la cavité utérine que l'on peut évacuer avec la sonde.

7° DE QUELQUES AUTRES MOYENS D'EXPLORATION

Il était naturel de chercher à éclairer la cavité du col utérin comme on éclaire la cavité vaginale. De là les spéculums utérins de Jobert, et de Buch modifié par Huguier.

Malheureusement, ces instruments ne donnent point ce que l'analogie pouvait faire espérer; ils ne peuvent être utiles, au point de vue du diagnostic, que pour éclairer sur la dilatabilité des orifices et, au point de vue du traitement, que comme dilatateurs.

Or, la dilatation s'obtient infiniment mieux avec les corps dilatants, tels que le bois de gentiane, le laminaria, l'éponge préparée; celle-ci, étant taillée en petits cônes de 25 millimètres de longueur, enduits d'une légère couche de cire, j'introduis un des cônes dans la cavité du col au moyen d'un stylet ou d'une pince, et, grâce à la cire qui protège les surfaces, la dilatation se

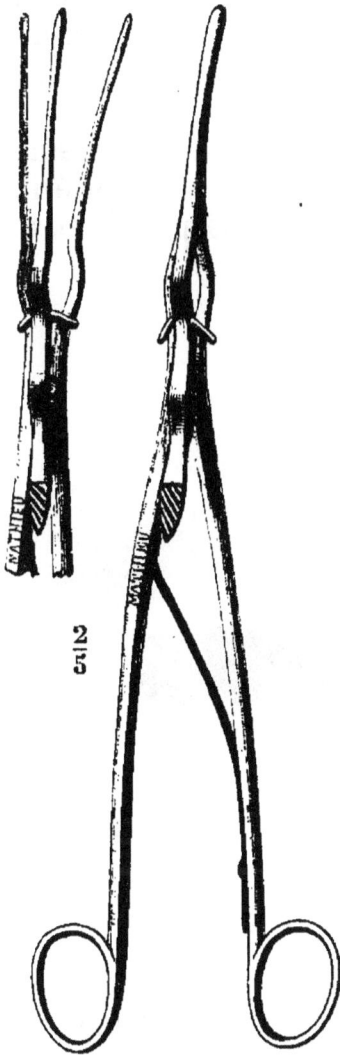

Dilatateur bivalve de Huguier.

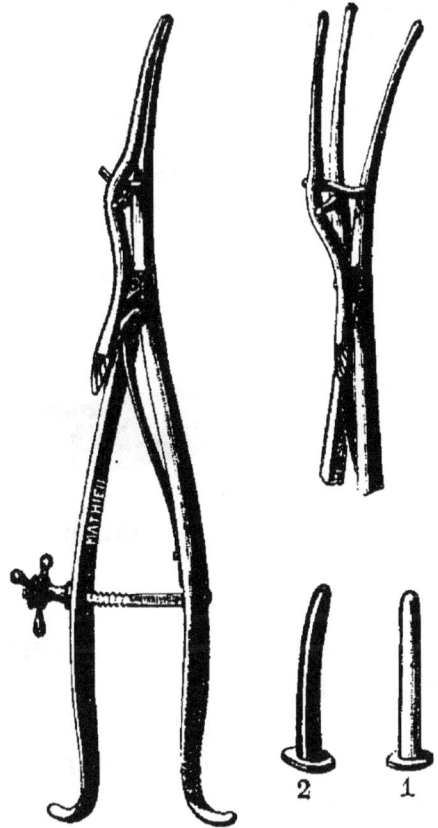

Divulseur pour la dilatation forcée du col de l'utérus.

fait sans qu'il y ait aucune irritation des tissus. L'é- ponge peut rester vingt-quatre heures environ, et la malade la retire elle-même au moyen d'un fil fixé à l'éponge et qui pend au dehors.

En opérant méthodiquement et lentement, en mettant deux ou trois jours d'intervalle entre chaque éponge successivement plus grosse, en employant dans les intervalles des injections émollientes, on arrive à dilater toujours suffisamment le col, sans s'exposer à aucune irritation des organes.

Néanmoins, la dilatation peut être faite rapidement quand il est urgent de pénétrer dans la cavité utérine, comme dans des cas de polypes ou de corps fibreux de l'utérus.

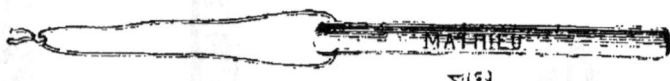

Laminaria digitata.

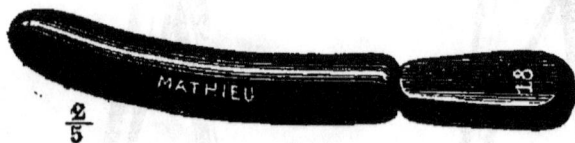

Dilatateur de Hégard.

La laminaria digitata remplace avantageusement l'éponge préparée, surtout dans les cas d'étroitesse extrême du col utérin. Sous l'influence de l'humidité des sécrétions utérines, cette plante augmente de huit fois son volume ; les tiges de laminaria sont d'une introduction facile : pour obtenir une grande dilatation, on les introduit de plus en plus fortes, et on finit par en réunir plusieurs en faisceaux.

§ II. — TRAITEMENT DES AFFECTIONS UTÉRINES EN GÉNÉRAL

I. — INDICATIONS A REMPLIR

Faut-il traiter les maladies de l'utérus? C'est ici l'occasion de répéter ce que nous avons dit avec tant d'insistance, à propos des affections organiques de l'urètre chez l'homme ; un état morbide affectant la matrice n'a nulle disposition à la guérison spontanée ; il tend, d'une manière fatale, au développement, et, contrairement à certaines idées acceptées par les malades, qui prennent volontiers leurs désirs pour des réalités, les périodes successives de la vie et les évolutions diverses de l'appareil génital n'offrent point de chances de guérison naturelle ; le mariage, la grossesse, l'avortement, l'accouchement, loin d'être favorables, ont une tendance manifeste, soit à exagérer l'état morbide déjà existant, soit à le produire s'il n'existe pas encore.

Il est donc essentiel de poser ce principe absolu : *les maladies de matrice doivent être traitées, et, autant que possible, le traitement doit être complet, si l'on ne veut pas être exposé aux rechutes.*

Je dis *autant que possible*, parce que quelques états, tels que certaines déviations de l'utérus et certaines tumeurs tolérées par l'organisme, ne sauraient être justiciables que d'une médication purement palliative.

Ainsi que je l'ai établi dans les considérations générales sur le diagnostic des maladies utérines, dans la grande majorité des cas, l'état local est souvent déterminé, toujours influencé par un état général diathésique ou constitutionnel : il sera donc indispensable de faire toujours marcher de front le *traitement local* et le *traitement général*. Les pansements et les diverses manœuvres chirurgicales atteindront efficacement les lésions locales, mais, sans les moyens internes, la santé générale ne se relèvera pas; et, réciproquement, le traitement médical pourra rétablir les fonctions nutritives et l'embonpoint, sans faire disparaître les souffrances locales.

Après la recommandation de faire marcher concurremment le traitement général et le traitement local, il en est une non moins importante, c'est d'appliquer à chaque affection le *traitement qui est indiqué par l'étude attentive des symptômes*. Si banal que puisse paraître ce précepte, il n'est pas moins important d'y insister, quand on voit beaucoup de praticiens, et des plus illustres, formuler, dans les affections utérines les plus diverses, des traitements presque identiques, par suite des idées systématiques sur lesquelles ils s'appuient.

Lisfranc prescrit presque invariablement : repos, saignée et diète : *cura famis;* d'autres ne s'occupent que de redresser et de maintenir les organes; ceux-ci n'emploient que des pansements locaux ; ceux-là ne croient qu'au traitement général. Or, nous ne saurions trop le répéter, *le traitement doit être institué, en dehors de toute idée préconçue, d'après les indications formelles fournies par l'étude attentive des symptômes, et les moyens seront toujours modifiables en raison de la marche de l'affection et des résultats observés.*

Les diathèses, l'état inflammatoire, la marche aiguë ou chronique de l'affection, les mouvements fluxionnaires ou congestifs, les troubles de voisinage, les troubles sympathiques, sont autant d'éléments qui devront être envisagés avec soin et qui fourniront à l'observateur des indications diverses pour la direction du traitement.

II. — MOYENS THÉRAPEUTIQUES POUR REMPLIR LES INDICATIONS DANS LES AFFECTIONS DE L'UTÉRUS

AGENTS GÉNÉRAUX

Ils sont **hygiéniques** ou **médicamenteux**.

I. — MOYENS HYGIÉNIQUES

Le repos ou l'exercice, la position, le régime, le climat, etc., etc.

Le **repos** au lit est indispensable dans les maladies utérines aiguës, spécialement quand il y a hémorrhagie ; la malade reposera sur un lit dur et dans le repos absolu que produit la demi flexion ; dans les maladies chroniques, la chaise longue suffit ordinairement pendant le jour ; pourtant, en raison de la débilité et de l'inappétence que produit le repos absolu, il sera bon de faire marcher un peu la malade, lentement et sur un terrain uni, si cet exercice ne produit pas de douleur, ou un peu en voiture, si ce genre de locomotion est bien supporté et si la marche est impossible. La ceinture hypogastrique, en soutenant les viscères abdominaux, facilitera puissamment la marche aux malades.

Le repos de l'organe implique nécessairement l'abstinence du coït, spécialement quand il y a état fluxionnaire ou hémorrhagique ; cependant, quand l'état aigu aura disparu et que la résolution complète devra se faire encore attendre, on devra permettre quelques rapprochements pour éviter l'irritation qui résulte d'un orgasme vénérien non satisfait.

Le **régime**, sauf dans les maladies utérines aiguës, devra être tonique et reconstituant, les affections chroniques de l'utérus produisant essentiellement l'anémie et l'affaiblissement de la constitution.

Les **vêtements** devront être chauds. J'ai l'habitude

de couvrir mes malades de flanelle, et je m'en trouve bien.

Enfin, le **climat sec et chaud** exerce sur les cas des affections utérines une action éminemment favorable et sur laquelle nous devons insister.

II. — MOYENS MÉDICAMENTEUX

1º *Émissions sanguines.*

La saignée est spoliatrice quand on tire environ 300 grammes de sang; elle est révulsive ou dérivative quand on se contente de 50 à 150 grammes. Nous proscrivons généralement la première en raison de son action débilitante; la deuxième, au contraire, est éminemment utile dans tous les états fluxionnaires ou congestifs.

Les sangsues, appliquées soit au haut des cuisses, soit aux grandes lèvres, produisent une dérivation des plus utiles et des plus puissantes; elles ont, le plus ordinairement, une action des plus favorables sur les douleurs utérines, qu'elles suppriment parfois comme par enchantement.

Mais, c'est surtout appliquées au col de l'utérus que les sangsues produisent de merveilleux résultats, en opérant la déplétion du système vasculaire de l'utérus et de ses annexes. Scanzoni et Aran ont rendu un signalé service à la thérapeutique utérine en vulgarisant leur emploi.

Cette application ne peut être pratiquée que par le médecin et de la manière suivante : la malade étant couchée sur le bord du lit, comme pour l'examen au spéculum, on introduit un spéculum plein, univalve, assez long pour atteindre le col; celui-ci étant bien embrassé par le spéculum, on verse dans cet instrument de six à huit sangsues, que l'on pousse jusqu'au fond et que l'on retient au moyen d'un fort tampon de ouate,

4.

leur barrant hermétiquement le passage en arrière. Le
spéculum est soigneusement maintenu appliqué contre
le col, pour qu'aucune sangsue ne puisse se glisser en
dehors du col utérin.

Si le col est entr'ouvert, on y place un tampon de
ouate; s'il est le siège de quelque ulcération, on le
recouvre d'un peu de collodion riciné.

D'ordinaire, la piqûre des sangsues au col n'est pas
douloureuse; la malade n'éprouve qu'une sensation de
tiraillement, d'aspiration, à laquelle succède un sentiment de dégagement tel qu'il lui semble souvent que
les sangsues aient emporté toute la maladie.

Au bout de quinze à vingt minutes, les sangsues
ont fait leur œuvre; elles tombent alors d'elles-mêmes;
on les compte avec soin; on saisit avec des pinces celles
qui resteraient dans quelques replis du vagin, et l'on retire le spéculum.

Après la chute des sangsues, l'écoulement sanguin
dure ordinairement une heure ou deux; s'il est modéré, on se contente d'introduire dans le vagin un tampon qui détermine la coagulation du sang et l'on tient
la femme au repos, les jambes fléchies et rapprochées.
Si l'hémorrhagie est considérable et inquiétante, le spéculum est introduit de nouveau, et le vagin, ayant été
soigneusement abstergé par de larges irrigations froides,
on porte sur le col un tampon de perchlorure de fer
que l'on appuie par plusieurs autres tampons assez
considérables pour remplir tout entier le conduit vaginal jusqu'à la vulve. Ces cas sont, du reste, assez
rares et l'on parvient toujours à se rendre maître de
l'hémorrhagie en procédant comme je viens de le dire.

Si, au contraire, les sangsues n'ont produit qu'une
déplétion sanguine peu importante, elles n'ont d'autre
effet que d'augmenter l'état fluxionnaire et congestif
de l'organe, il est nécessaire alors de faire sans hésiter
une application nouvelle pour obtenir l'évacuation sanguine suffisante.

Les sangsues peuvent être remplacées par des *scari-*

fications pratiquées sur le col et sur lesquelles s'adaptent des ventouses destinées à faciliter l'écoulement du sang par les petites plaies résultant de l'action du scarificateur.

2º *Purgatifs et évacuants.*

La constipation doit être combattue, d'abord parce qu'elle augmente manifestement les douleurs et les accidents fluxionnaires et congestifs de l'utérus et de ses annexes, et encore parce qu'il est important de maintenir la régularité des fonctions gastro-intestinales; les lavements laxatifs et les grands lavements froids, pratiqués avec une sonde élastique longue, terminée par une extrémité olivaire, suffisent ordinairement pour produire l'évacuation intestinale; en même temps, on administre des laxatifs tels que jus de pruneaux miellé, lait froid, magnésie, rhubarbe, etc., et, dans le cas d'insuffisance des laxatifs, des purgatifs huileux ou salins : huile de ricin, 20 à 25 grammes; sel d'Epsom, 30 grammes; limonade au citrate de magnésie, etc.

3º *Bains et injections.*

Les **grands bains** tièdes, additionnés de principes médicamenteux, tels que la ciguë, le pavot, la morelle, exercent souvent une action sédative remarquable sur les douleurs utérines. Les bains de siège ont les mêmes avantages et n'ont pas l'inconvénient d'une action débilitante comme les bains entiers, à la condition, toutefois, de n'être pris que tièdes, pour ne pas congestionner l'utérus; pris non froids, mais frais et un peu prolongés, les bains de siège sont sédatifs et toniques.

Les **bains internes** ou **vaginaux** comprennent les injections, les irrigations et les lotions.

Les **injections**, comme les femmes les pratiquent, ne peuvent guère donner des résultats sérieux et utiles; la position accroupie qu'elles prennent ne permet guère

au liquide de pénétrer et le fait retomber immédiatement avant qu'il ait pu agir ; le médecin ne peut donc
compter sur des effets utiles qu'à la condition de pratiquer lui-même l'injection, la femme étant couchée ;
aussi, pour permettre à la malade de prendre tout à
la fois un bain vaginal et un bain de siège externe ordinaire, avons-nous un spéculum spécial, criblé d'ouvertures dans toute sa surface, et que la femme, au moment de se mettre au bain, s'introduit elle-même dans

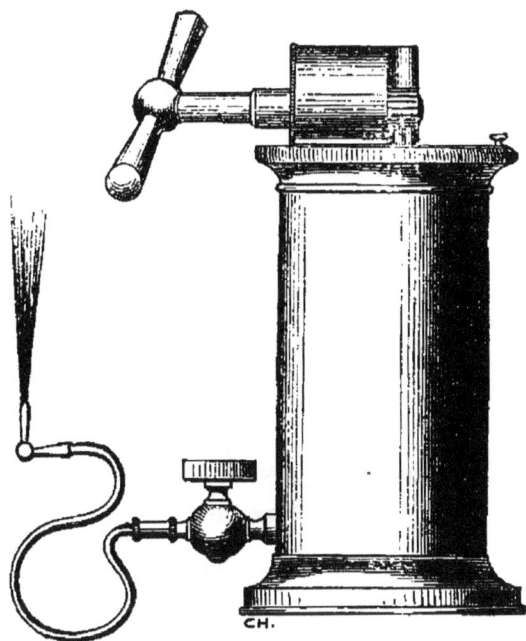

Irrigateur Eguisier.

le vagin, et qui, maintenant béantes les parois du
vagin, permet au liquide de pénétrer profondément dans
la cavité vaginale en en baignant les parois pendant tout
le temps que la malade séjourne dans le bain (v. p. 70).

Bien plus efficace que l'injection, l'**irrigation vaginale** est le passage prolongé d'un liquide dans la
cavité du vagin ; elle peut également se pratiquer dans
le bain de siège, et l'appareil le plus simple à cet effet

est l'**irrigateur vaginal**, long tube en caoutchouc
dont une extrémité plonge au fond du vase contenant
le liquide de l'irrigation, tandis qu'à l'autre extrémité
s'adapte une canule droite en gomme, à bout olivaire
percé en arrosoir; sur son trajet et vers sa partie
moyenne, se trouve un réservoir en caoutchouc qui fait
l'office de pompe aspirante et foulante. La malade pratique elle-même son irrigation et peut en prolonger
indéfiniment la durée en renouvelant le liquide à mesure qu'il s'épuise. Il est de la plus haute importance

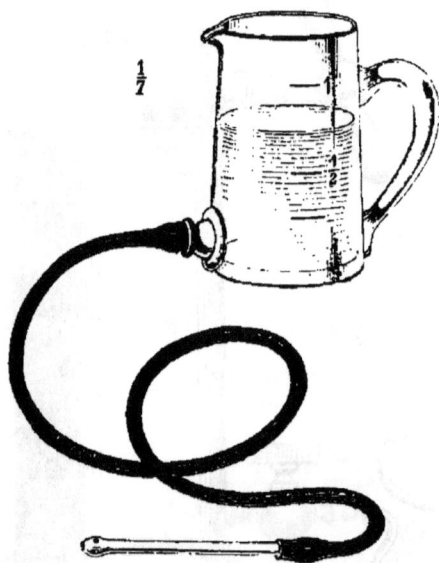

Bock vaginal en verre avec canule vaginale en verre du Dr Pinard.

que la canule pénètre jusqu'au fond du vagin. Quant
à la **lotion**, ainsi que le nom l'indique, c'est un simple
lavage qui a pour but de débarrasser les parois vaginales des mucosités et autres sécrétions normales ou
morbides dont elles sont imprégnées. Elle se pratique
avec le clysopompe et doit toujours précéder les injections
ou irrigations médicamenteuses, si l'on veut que l'action médicatrice s'exerce directement sur les parois vaginales.

La composition des liquides employés varie selon l'indication à remplir; le plus souvent, c'est de l'eau simple ou légèrement aromatisée de vinaigre de toilette; mais quand elles ont un but curatif, elles sont détersives, calmantes ou astringentes.

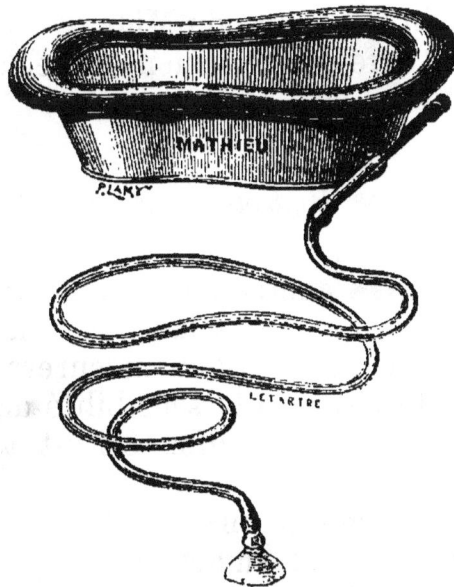

Bassin avec tube évacuateur pour irrigations longues et continues du Dr Pinard.

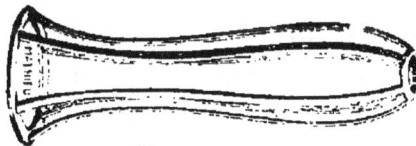

Spéculum grillagé de Mathieu pour bains.

Les injections **détersives** ont pour but de balayer les produits de sécrétion normale ou morbide; elles se pratiquent avec de l'eau légèrement salée ou aiguisée de miel rosat.

Les injections **calmantes** se composent de décoction de graine de lin, de guimauve, d'eau de son ou d'amidon, auxquelles on ajoute laudanum, décoction de morelle et de têtes de pavot, de jusquiame, de belladone, etc.

Enfin les **astringentes** se préparent avec le tanin, le permanganate de fer, l'alun, l'extrait de saturne, parfois avec l'infusion de roses de Provins, soit dans de l'eau, soit dans du vin rouge du Midi.

Le liquide doit être généralement tiède, quelle qu'en soit la composition.

4° Hydrothérapie.

L'**hydrothérapie** exerce une action favorable dans les maladies utérines, mais à la condition qu'on aura éteint les accidents aigus, qu'on mesurera l'emploi de l'eau froide aux forces et à la sensibilité de la malade, et que les moyens de réaction seront appropriés à chaque cas particulier.

L'eau froide détermine une révulsion naturelle sur toute la surface du corps; en activant le mouvement de composition ou de décomposition, elle est *résolutive*; elle est *tonique* pour l'organisme tout entier, dont elle opère un *remontement général*, suivant l'expression d'Aran; elle devient *sédative* enfin si son application est prolongée.

D'ordinaire, je prélude à l'emploi de l'eau froide par des **frictions sèches**, pratiquées soit avec un tampon de laine imbibé de vinaigre aromatique étendu d'eau, soit avec la brosse en caoutchouc vulcanisé.

Puis, au lever, je pratique de larges lotions à l'eau froide avec le drap mouillé ou une éponge.

Enfin, j'arrive aux douches, qui provoquent plus sûrement la réaction; elles s'administrent soit par un jet unique, soit par un jet en arrosoir, et toujours en commençant par les pieds, pour remonter progressivement vers les parties supérieures du corps; pendant ce temps, la malade respire librement et largement et se frictionne elle-même pour appeler la réaction.

La douche doit durer deux minutes environ; la malade devra la prendre le matin à jeun ou deux heures après le repas; autant que possible, elle s'y préparera par un exercice qui appelle la moiteur, et, immédiatement après, elle sera frictionnée et marchera encore pour favoriser la réaction.

Malgré l'opinion contraire de certains auteurs, je fais toujours suspendre les douches à l'époque des règles.

5° *Eaux minérales.*

Les unes sont résolutives : Vichy, le Boulou; d'autres excitantes et révulsives : Barèges, Luchon, Cauterets; — Lamalou, Bussang, Bourbonne, sont des eaux toniques, etc.

Les effets produits par les bains de mer diffèrent singulièrement, suivant la saison, le climat et la durée de leur administration. Aux femmes profondément débilitées, qui ne réagissent que faiblement, conviennent les eaux tièdes et les chaudes plages de la Méditerranée. « C'est la mer des faibles, des corps frissonnants, « à sang pauvre, lymphatiques, de ceux qui n'ont ni « force ni chaleur à perdre » (Donné). La Manche et les mers du Nord sont réservées aux organisations solides, qui s'y retrempent et y puisent une vigueur nouvelle.

Les eaux alcalines, Vals, Vichy, Plombières, exercent une action résolutive incontestable sur les engorgements utérins, à la condition toutefois qu'il n'y ait plus d'accidents inflammatoires.

Les eaux de Lamalou, de Spa, de Bussang, sont formellement indiquées dans la chloro-anémie et la dyspepsie, qu'elles guérissent, tout en produisant une sédation sérieuse du système nerveux.

Aux femmes lymphatiques, scrofuleuses, rhumatisantes s'appliquent avec succès les eaux sulfureuses de Cauterets, de Luchon, du Vernet; d'ordinaire elles sont administrées concurremment à l'intérieur et à l'extérieur.

Dans les affections utérines douloureuses, on emploie fréquemment les bains médicamenteux; ceux-ci se composent, soit de décoctions de plantes narcotiques telles que la belladone, la jusquiame, la ciguë, le pavot; soit d'émollients comme la guimauve, la graine de lin, la gélatine; soit de substances aromatiques comme le thym, le serpolet, l'hysope, le tilleul, la sauge, etc., etc.

Restent les bains minéraux *salins* préparés avec 500 grammes de sel de cuisine, *alcalins* avec 300 grammes de sous-carbonate de soude, *sulfureux* avec 80 grammes de sulfure de potasse, *ferrugineux,* que l'on obtient en mettant trois ou quatre poignées de limaille de fer dans une bouteille de vinaigre.

Or, les liquides de ces divers bains ne franchissent point l'orifice vulvaire, ne pénètrent point dans la cavité vaginale, ne vont point baigner ni les parois ni les culs-de-sac du vagin, ni le museau de tanche; et l'on comprend facilement combien il serait désirable et profitable que toutes ces surfaces pussent être mises en contact prolongé soit avec les liquides émollients et calmants quand elles sont enflammées, soit même avec l'eau simple quand la muqueuse vagino-utérine est tout encombrée de sécrétions purulentes ou catarrhales. C'est pour remplir cette indication si fréquente que j'emploie le spéculum criblé dont j'ai parlé.

Avant de se mettre au bain, la malade, ayant préalablement enduit le dilatateur d'huile, de cold-cream ou d'un corps gras quelconque, le prend de la main droite et l'introduit elle-même, de bas en haut et d'un mouvement lent, jusqu'à ce qu'il ait pénétré entièrement; puis, maintenant l'instrument de la main gauche, elle fixe le dilatateur vaginal au moyen du cordon dont un des bouts vient s'attacher en arrière et l'autre en avant à un autre cordon que la malade s'est passé préalablement en guise de ceinture et qui s'appuie sur les hanches. L'appareil étant ainsi introduit et fixé, la malade se plonge dans son bain ; le liquide baigne alors les surfaces béantes vulvaire et vagino-utérine, et il n'est pas besoin d'insister pour faire comprendre combien est favorable une pareille action : en sortant du bain, la malade, détachant les cordons d'attache, retire simplement le dilatateur qu'elle essuie avec soin.

6° *Médication résolutive.*

Les **résolutifs** sont fréquemment indiqués; nous allons passer en revue les plus importants :

Les préparations *mercurielles* figurent au premier rang. J'emploie en frictions, à l'hypogastre et à la partie interne des cuisses, l'onguent napolitain, soit seul, soit associé à l'extrait de belladone ou à l'extrait d'opium. Ces frictions sont pratiquées matin et soir et l'on applique par-dessus un cataplasme chaud et bien onctueux. On prévient la salivation qui peut en résulter par des purgatifs légers et par le chlorate de potasse administrés concurremment.

Les composés iodés sont plus spécialement indiqués dans les affections chroniques. L'iodure de potassium se donne à l'intérieur à la dose de 20 centigrammes à 2 grammes. A l'extérieur on l'emploie soit en badigeonnages avec la teinture d'iode, soit en onctions avec les pommades iodées.

En cas d'intolérance ou d'inefficacité de l'hydrargyre et de l'iode, le muriate d'or est utilement administré à la dose de cinq milligrammes en frictions sur la langue.

Notons enfin les préparations arsénicales dans des cas de manifestations dartreuses, et les alcalines quand il y a lieu de combattre la diathèse rhumatismale.

Par les contractions qu'il provoque dans le tissu musculaire utérin, le seigle ergoté, non seulement devient un hémostatique, mais encore le resserrement qu'il produit sur l'organe lui-même en fait un véritable agent résolutif très efficacememt employé à la dose de 30 à 40 centigrammes par jour.

7° *Médication tonique.*

Le régime et la médication **toniques** sont indiqués dans la grande majorité des affections utérines, mais, le plus souvent, on doit, avant tout et presque toujours concurremment, réveiller et activer les fonctions digestives.

Je réveille la sécrétion gastrique en administrant, soit la glace pilée avec du sucre, une cuillerée, un quart d'heure avant le repas ; soit l'infusion de quassia amara ; soit une cuillerée à café d'absinthe dans un demi-verre d'eau ; je lutte contre les vomissements avec la glace, les eaux de Seltz ou de Saint-Galmier ; je tonifie l'estomac avec les eaux de Spa, de Bussang, d'Orezza, etc.

Il va sans dire que les toniques proprement dits seront employés sous toutes les formes dans les cas, si fréquents, où la chloro-anémie vient compliquer, comme cause ou comme effet, les affections utérines ; le fer, dont les préparations seront variées et accommodées aux aptitudes des malades, sera administré, soit seul, soit uni à la rhubarbe, à la valériane, à l'opium ; le quinquina en extrait, en vin, en décoction, en sirop ; l'huile de foie de morue, etc., etc., forment la base de la médication tonique que viendra seconder puissamment une alimentation réparatrice, azotée, spécialement composée de viandes noires rôties et d'où seront exclus le plus souvent les farineux, les féculeux et le laitage.

8° *Médicaments calmants.*

Ici comme toujours, c'est l'opium qui marche en tête des agents sédatifs ; on l'administre, soit en pilules de un centigramme d'extrait, administrées d'heure en heure, soit sous forme de sulfate ou de chlorhydrate de morphine, cinq milligrammes de deux heures en deux heures ; soit en lavements, avec dix à quinze gouttes de laudanum ; soit en suppositoires à l'extrait thébaïque auquel on associe les extraits de morelle, de jusquiame, de belladone ; soit en application sur le col utérin de pommades opiacées ou de tampons laudanisés.

Notons enfin les injections hypodermiques de sulfate d'atropine, qui réussissent admirablement contre l'élément névralgique.

Contre l'élément spasmodique, avec lequel on a si souvent à lutter chez les femmes, l'éther et le chloroforme suffisent le plus ordinairement ; en leur associant le castoréum et la valériane, j'obtiens une mixture d'une efficacité rapide et réelle.

II. — AGENTS LOCAUX

1° *Appareils mécaniques.*

Ils servent à soutenir ou à redresser la matrice ou les organes voisins, et se placent soit extérieurement en divers points, soit intérieurement dans le vagin ou dans le rectum.

Extérieurement s'appliquent les ceintures et les coussins périnéaux.

Les **ceintures abdominales** sont destinées à soutenir le ventre distendu soit par le tissu adipeux, soit par une tumeur liquide ou solide ; le caoutchouc a permis de donner une grande précision à ces ceintures ; quand le ventre a besoin d'être soutenu plutôt que comprimé, on adapte à la partie inférieure de ces ceintures un coussin à air placé transversalement.

Les ceintures **hypogastriques** agissent en relevant en haut ou en arrière, vers le diaphragme, la masse des viscères dont la matrice supporte le poids.

L'appareil se compose spécialement d'une plaque supportant un coussin de crin dont la face supérieure regarde en haut et en arrière. Une clef adaptée à la plaque permet d'en varier l'inclinaison.

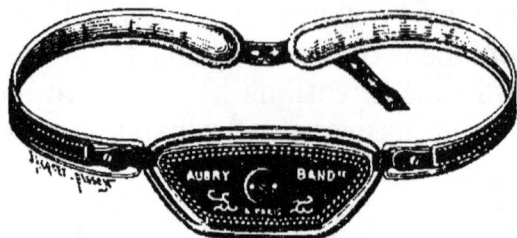

Ceinture hypogastrique à clef.

Le **coussin périnéal** est en crin ou en caoutchouc ; il est maintenu appliqué au périnée par un système de courroies s'attachant à une ceinture abdominale ; il est spécialement indiqué dans les cas de prolapsus utérin.

2° *Pessaires*.

Le **pessaire** est un instrument que l'on place à demeure dans le vagin : tantôt il sert à maintenir seu-

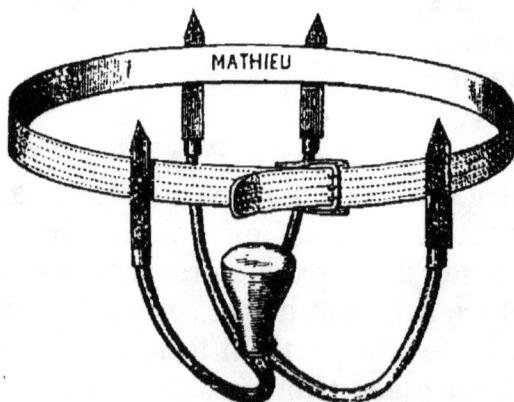

Pessaire ou hystérophore avec ceinture.

lement les parois vaginales, comme les pessaires de Rognetta et de Jules Cloquet ; le plus souvent, c'est l'u-

térus qu'il est destiné à maintenir dans sa situation normale ; enfin, indépendamment de ce rôle purement
mécanique, le pessaire est doué parfois de propriétés thérapeutiques véritables ; tels sont les pessaires médica-

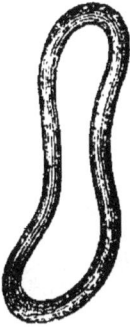

Pessaire en anneau de Sims
ou de Hodge en alumi-
nium, série divisée par
0/4 de millimètre.

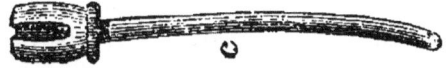

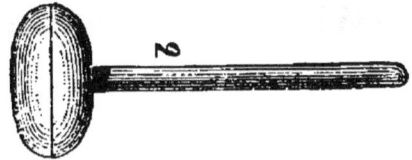

Redresseurs à tige galvanisée de
Simpson.

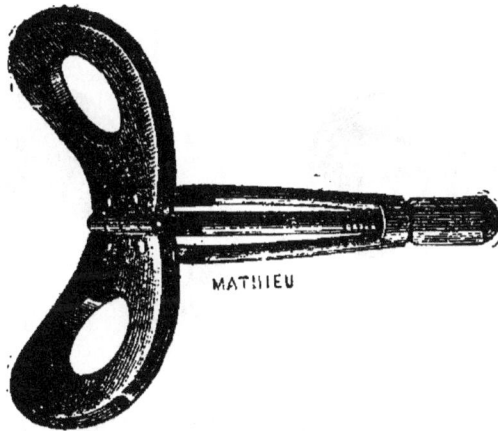

Pessaire en papillon de Schwanck.

menteux, sortes de sachets chargés de substances médi-
catives, et les pessaires électriques de Simpson et de
Récamier, qui exercent une action vitale manifeste sur
le segment inférieur de l'utérus.

Nombreuses sont les variétés de pessaires : ils tirent leurs noms de la forme qu'ils affectent : pessaires en *bondon*, en *raquette*, en *gimblette* ; il en est qui, au lieu de prendre leur point de fixité dans le vagin même, s'appuient à l'extérieur ; tels sont les pessaires à *tiges* ou à *bilboquet*.

Un progrès réel a été accompli dans ces derniers temps par les pessaires à air de Gariel : ceux-ci sont des sacs

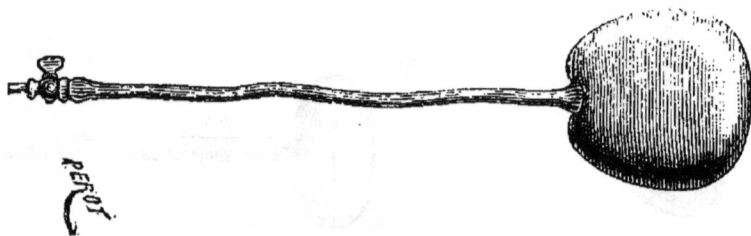

Pessaire Gariel à air cunéiforme.

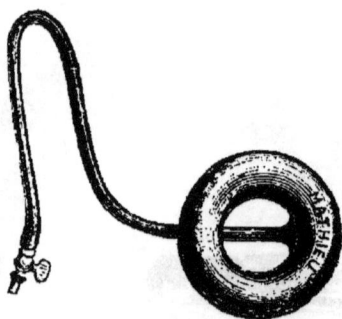

Pessaire à air, forme gim-blette.

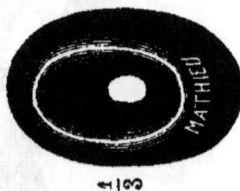

Pessaire à air fixe en caoutchouc.

en caoutchouc de forme et de volume variables que l'on gonfle au moyen d'un insufflateur. Ces pessaires offrent de nombreux avantages : dégonflés, ils s'introduisent facilement ; souples et légers, ils sont parfaitement tolé-rés par les malades les plus susceptibles ; leur entretien est facile et jamais aucun accident ne peut résulter de leur emploi.

Quelle que soit leur forme, ils sont d'ordinaire creusés en cuvette à leur face supérieure pour recevoir le col de la matrice, et percés d'un trou central pour l'écoulement des liquides utérins.

Pour placer un pessaire, on le graisse préalablement d'huile et on l'introduit par l'une de ses extrémités; puis, quand il est dans le vagin, on le tourne de façon à ce que sa face concave s'adapte au col de la matrice;

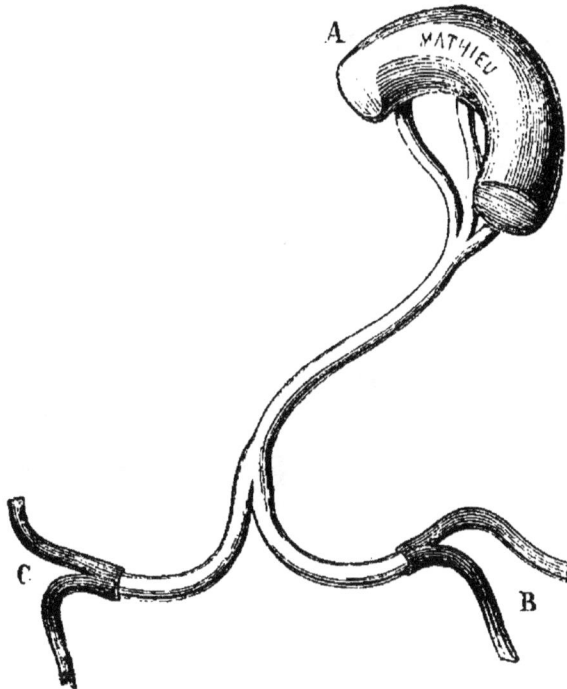

Tiges intra-utérines du Dr Jude Hue.

s'il est muni d'une tige, on le fixe par un ruban passé dans l'ouverture dont est percée l'extrémité de la tige, et le ruban est arrêté et fixé à une ceinture abdominale; si le pessaire est à air, on l'introduit dégonflé et on le gonfle ensuite avec la pelote insufflatrice.

Plus ou moins gênants d'abord, les pessaires, au bout d'un temps variable, mais généralement assez court, sont ensuite assez facilement supportés, spécialement ceux à air; il n'est pas très rare même de voir des personnes s'y habituer à ce point que la présence du pes-

Pessaire de Borgniet. — Pelote rectale. — Pessaire vaginal cylindrique. — Pelote périnéale (à sous-cuisses).

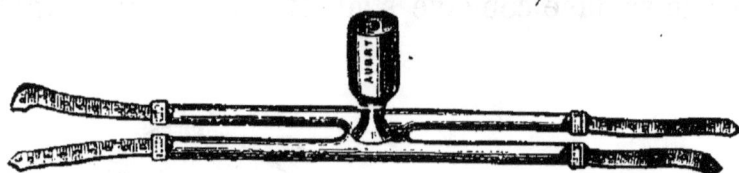

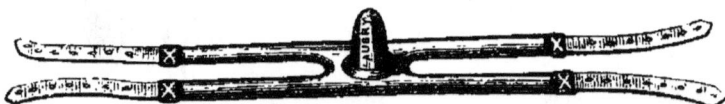

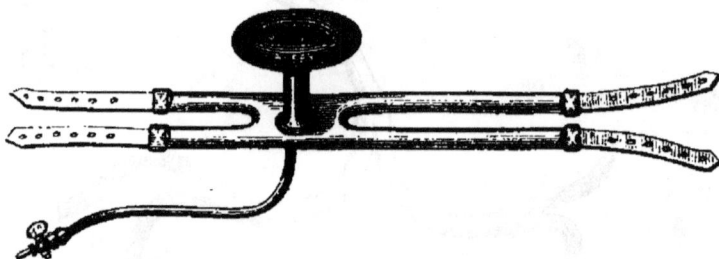

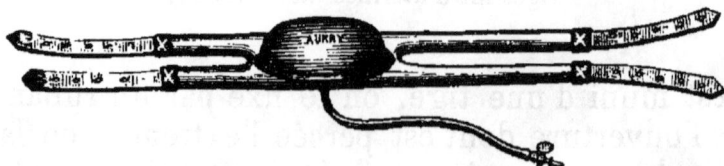

Tous ces pessaires se montent sur une ceinture ordinaire ou ventrère.

saire reste complètement inaperçue, ce qui, chez les femmes peu soigneuses, produit les accidents des corps étrangers du vagin; tout dernièrement encore, j'ai

5.

donné des soins à une femme de soixante ans qui porte
depuis trois ans un pessaire de porcelaine dont elle ne
s'est plus occupée depuis : l'ouverture vulvaire s'est
à ce point rétrécie que l'extraction du pessaire est devenue absolument impossible. Tous les trois ou quatre
jours, la malade devra retirer son pessaire pour le laver
et le nettoyer avec soin et le remettre en place.

C'est dans l'abaissement de la matrice que les pessaires
trouvent le plus ordinairement leur emploi : quand la
chute est complète, on maintient l'utérus au moyen de
l'hystérophore de Roser ou de la ceinture périnéale de
Gariel supportant une pelote à air insufflée.

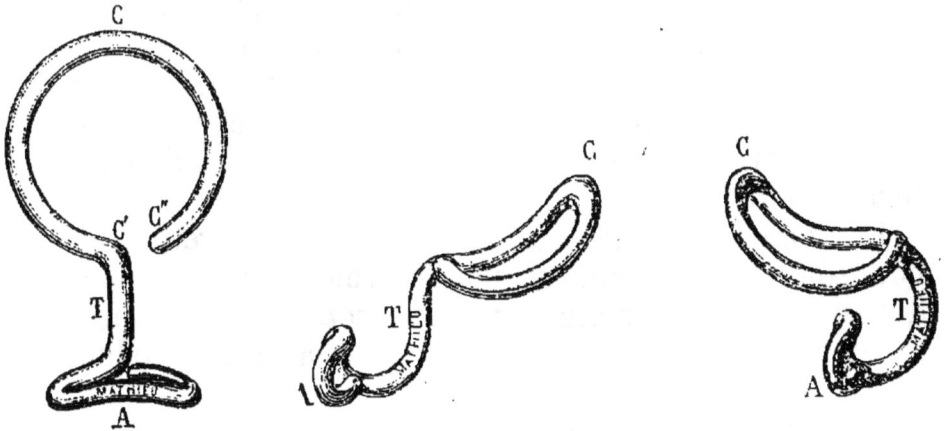

Pessaire passe-partout du Dr Landousky pour l'antéversion et la rétroversion, en aluminium ou en étain.

Plus connus sous le nom de redresseurs utérins, les pessaires intra-utérins s'introduisent dans la cavité utérine
elle-même, pour redresser la matrice, spécialement dans
l'**antéflexion.** — Celui de Simpson, indépendamment
de son action mécanique qui s'exerce d'une façon douce,
produit de plus un dégagement électrique qui n'est
point sans influence sur les fibres musculaires de l'organe. Comme il se maintient assez difficilement, j'ai
l'habitude de le soutenir par des tampons de ouate assez
volumineux que j'introduis dans le vagin.

III. — TOPIQUES MÉDICAMENTEUX

Tout d'abord, nous avons à examiner un des plus fréquemment indiqués dans les maladies utérines, le **tamponnement ;** dans les *hémorrhagies*, il se pratique de la manière suivante : le vagin ayant été débarrassé des caillots qu'il contient et lavé à grande eau, on introduit un spéculum plein et l'on porte au fond, en contact avec le col, un tampon de coton chargé du topique : iode, perchlorure de fer, tanin, nitrate d'argent, etc., etc., approprié au cas ; puis, on accumule successivement dans les culs-de-sac antérieur et postérieur du vagin et dans le conduit vaginal tout entier, des boulettes de coton bien serrées, en retirant, peu à peu, le spéculum, jusqu'à ce que l'on soit arrivé de la sorte à l'orifice vulvaire, sur lequel on applique un dernier tampon, soutenu par une compresse graduée et par un bandage en T solidement fixé, qui maintient le tout.

La compresse et le tampon vulvaire sont retirés au bout de quelques heures, pour permettre à la malade d'uriner. Le lendemain, les autres sont enlevés doucement avec la même pince qui a servi à leur introduction.

S'il s'agit simplement de maintenir un topique sur le col, un seul tampon suffit, maintenu par un second plus volumineux.

Le tampon peut être remplacé par un *sachet* renfermant des substances médicamenteuses toniques, astringentes, émollientes, qui modifieront d'une manière prolongée les surfaces malades.

Les cataplasmes de fécule de pomme de terre ou de riz remplacent avantageusement les sachets dans les inflammations aiguës du vagin ou du col de l'utérus.

Pour éviter l'irritation que causent à la muqueuse vaginale des corps durs et secs comme les tampons ou les sachets, je préfère souvent introduire simplement dans la cavité vaginale une ou deux cuillerées à café de poudre d'amidon de riz ou de blé, que je jette au fond du vagin au moyen du spéculum préalablement introduit et que je maintiens simplement par un fort tampon de coton.

L'alun, le quinquina, le chlorure et le sulfate de zinc, le calomel, le bismuth, le sulfate de fer, etc., etc., soit associés, soit mitigés par des poudres neutres, peuvent être appliqués sur le col ou sur la muqueuse vaginale, au moyen du tampon et parfois en employant l'insufflateur.

Malgré qu'il ait été préconisé par Aran, le **tamponnement à la glace**, qui peut être utile parfois dans certaines hémorrhagies, est d'un emploi peu commode et m'a paru exposer à des réactions trop vives pour qu'il puisse entrer dans la pratique ordinaire.

Badigeonnage du col avec le collodion. — Après avoir essuyé avec soin le col utérin, on porte, sur le point malade, un pinceau trempé dans du collodion ; cette première couche, séchée au bout de trois minutes environ, est recouverte d'une seconde et même d'une troisième couche. Dans les cas d'exulcération, c'est-à-dire d'ulcération très légère, quatre ou cinq applications collodionnées, pratiquées tous les deux jours, sont ordinairement suffisantes. S'il existe des granulations ou des ulcérations plus profondes, on cautérise d'abord avec le nitrate d'argent ou le nitrate acide de mercure, que l'on recouvre d'une couche de collodion.

Ce pansement ne peut donner de résultats favorables que dans le cas où il n'y a pas de sécrétion utérine abondante.

Les **suppositoires pessaires** ont été de tout temps employés comme topiques des maladies utérines ; ils se composent de cire, d'axonge ou de beurre de cacao, qui contiennent dans leur masse le principe médicamenteux résolutif, astringent ou calmant que l'on veut employer.

La malade les introduit chaque soir, le plus profondément possible. Généralement, ces suppositoires n'ont qu'une action assez faible, d'abord en raison du peu de faculté absorbante de la muqueuse vaginale, ensuite

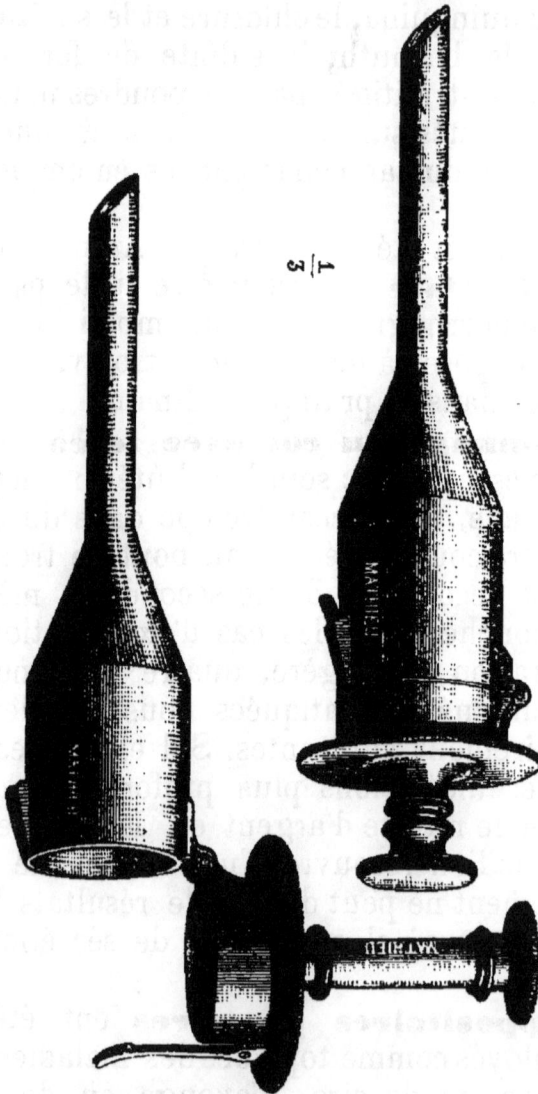

$$\frac{1}{3}$$

Porte-pommade Terrillon.

parce qu'ils tendent constamment à abandonner le col pour descendre vers la vulve; il sera donc préférable d'appliquer les mêmes substances médicamenteuses sous forme de pommades ou de glycérolés, qui seront maintenus par un tampon.

Les pommades que je mets le plus souvent en usage sont : l'onguent hydrargyrique additionné d'extrait d'opium, de jusquiame ou de belladone; les pommades au calomel, au précipité rouge, aux iodures de potassium, de plomb, etc.

Une épaisse couche de cette pommade ayant été placée sur un tampon, je porte celui-ci sur le col, préalablement nettoyé, et je l'y maintiens par un fort tampon de coton.

La malade retire le pansement le lendemain matin, au moyen d'un fil solide attaché à chaque tampon.

Les **topiques liquides** peuvent être employés de diverses façons : tantôt, le médicament étant versé au fond du spéculum, on y introduit ensuite une poudre inerte, avec laquelle il forme une masse médicamenteuse, qui reste sur le col ; tantôt, on l'applique à l'aide d'une boulette d'ouate ou de charpie. Le laudanum est tout à la fois calmant et cicatrisant. Le perchlorure de fer, la teinture d'iode, l'acide phénique, sont souvent employés avantageusement en applications sur le col.

IV. — ÉLECTRICITÉ

Elle est employée pour exciter les propriétés vitales de l'utérus, activer la nutrition et favoriser la résorption des parties engorgées, réveiller les contractions musculaires, redresser les versions et les flexions de l'organe; les résultats que j'ai obtenus, dans les cas nombreux où j'ai employé ce précieux agent, lui donnent à mes yeux une place importante dans le traitement des maladies utérines; je l'applique au moyen de courants induits : l'un de mes excitateurs embrassant le col, tandis que l'autre est appliqué soit sur l'hypogastre, soit dans les aines, soit au niveau des lombes ou du sacrum ; le courant électrique doit être gradué avec prudence : on commence par un courant faible, pour augmenter ensuite progressivement; les malades s'habituent rapidement aux sensations électriques, et nous verrons ultérieurement, dans l'étude que nous ferons des maladies utérines, tout le parti qu'on peut tirer de l'électricité quand on l'emploie avec prudence et habileté.

V. — CAUTÉRISATION

Il n'est point d'opération qui ait une action plus sérieuse sur le segment inférieur de l'utérus; il n'en est point aussi dont l'emploi exige autant de prudence; je me hâte de dire tout d'abord qu'elle doit être bannie dans tous les cas où il y a inflammation ou congestion de l'utérus ou de ses annexes.

La **cautérisation potentielle** se pratique, soit avec le nitrate d'argent, qui agit plutôt comme modificateur que comme destructeur, soit avec la pâte au chlorure de zinc, dont l'application est facile, rigoureusement limitée aux parties que l'on veut atteindre, et d'autant plus profonde qu'elle reste plus longtemps en contact avec les parties malades.

J'ai, depuis longtemps, exclu de ma pratique le nitrate acide de mercure, en raison de la salivation abominable et rebelle qu'elle provoque chez les femmes.

La **cautérisation actuelle** trouve surtout son application sur le col de la matrice; chacun sait, en effet, que cet organe est presque insensible à l'action du feu. Quelle que soit la forme du cautère employé, on devra procéder de la manière suivante : la malade étant dans la position du spéculum, on introduit un spéculum en bois jusqu'au col; celui-ci étant très exactement embrassé avec l'instrument et préalablement essuyé avec du coton, l'opérateur porte rapidement, de la main droite, le cautère, chauffé à blanc, sur le museau de tanche, qu'il touche légèrement ou profondément, selon le cas; immédiatement après, de l'eau froide est jetée abondamment dans le spéculum, que l'on retire ensuite, en prescrivant à la malade le repos complet et des applications réfrigérantes sur le bas-ventre et à la vulve. Il est de la plus haute importance de ne jamais déroger, dans la cautérisation au fer rouge, aux règles suivantes : ne jamais la pratiquer à une époque voisine des règles; insister sur la nécessité de garder le repos absolu après l'opération, et, quand viendra, au bout de quelques jours, l'élimination des escarres et la suppuration qui l'accompagne, de larges injections détersives seront pratiquées dans le vagin et sur le col.

Lorsqu'il est très engorgé, je fais, à l'exemple de Huguier, des scarifications sur le col; je cautérise ensuite, de façon à obtenir des escarres profondes : il en résulte un travail de résorption et de résolution qui ramène le col à ses proportions normales.

Quoi qu'on en ait dit, non seulement il ne se forme point de tissus cicatriciels sur le col après la cautérisation, mais encore les points cautérisés redeviennent souples, d'indurés qu'ils étaient; des faits nombreux m'ont démontré que la muqueuse se régénérait le plus souvent sur les points cautérisés.

Après la cautérisation, les malades doivent rester couchées pendant trois jours environ, avec des compresses froides appliquées sur le pubis. On leur permettra ensuite de se lever en prenant, tous les deux jours, un bain entier et, trois ou quatre fois par jour, d'abondantes irrigations vaginales à l'eau fraîche. Vers le douzième jour, l'escarre se détache; on favorise alors la cautérisation par les injections au vin aromatique, à l'acide phénique très étendu d'eau, au tanin, au ratanhia, etc.; par les pansements à la solution de nitrate d'argent ou au perchlorure de fer, quand la plaie tend à devenir fongueuse. A l'exemple de Becquerel, j'ai employé avec succès les crayons de tanin pour les cas où la lésion siégeait dans la cavité du col.

Les **injections intra-utérines** ne doivent être pratiquées qu'avec une extrême circonspection. La cavité utérine est si restreinte que, pour peu que le liquide injecté ne reflue pas librement, il peut, traversant les trompes, tomber dans la cavité utérine et provoquer une péritonite mortelle. Dans les cas très rares où je crois devoir pratiquer ces injections, je n'emploie que l'eau pure ou une solution médicamenteuse extrêmement légère, et je me sers de la seringue à jet récurrent, qui prévient toute pénétration du liquide dans les trompes de Fallope.

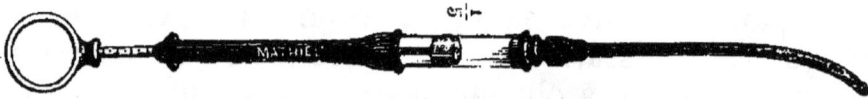

Seringue à injections intra-utérines de Brawn (de Vienne).

Il n'en est point ainsi de la cautérisation **intra-utérine**, qui, exempte des dangers inhérents aux injections, donne des résultats bien autrement sérieux. Je la pratique de la manière suivante : je prends un fragment de crayon de nitrate d'argent plus ou moins long et plus ou moins gros, selon la circonstance, et, l'ayant effilé à l'un de ses bouts, je le saisis avec la pince utérine; le spéculum en bois étant appliqué, je porte immédiatement le nitrate d'argent dans la cavité utérine, où je l'abandonne; puis, j'introduis au fond du vagin un gros tampon de ouate imprégné d'eau salée pour neutraliser le nitrate d'argent qui flue de la cavité utérine et préserver la muqueuse du vagin; ce tampon est soutenu par un ou deux autres tampons secs, et le spéculum est retiré. La malade est ensuite condamnée au repos et à toutes les précautions employées à la suite de la cautérisation actuelle. Ici encore, l'existence d'une inflammation de l'utérus ou de ses annexes est une contre-indication formelle à l'emploi du nitrate d'argent; on devra s'abstenir également d'introduire le crayon caustique dans les cas de déviation du conduit utérin, de flexion utérine, de rétrécissement de l'o·i-

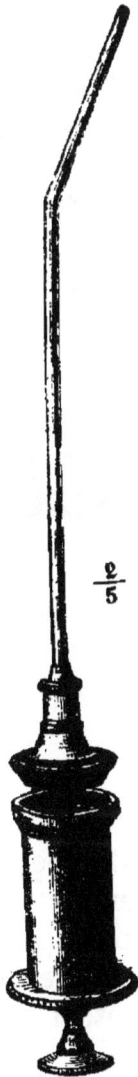

Porte-pommade intra-utérin de Courty.

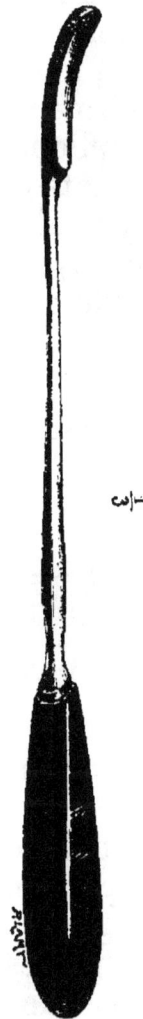

Curette de Récamier.

fice cervical : toutes circonstances qui s'opposent à l'écoulement des sécrétions de l'utérus.

Si l'on examine ce qui se passe à la suite de l'introduction du crayon, on voit que celui-ci est enveloppé d'un mucus dont il provoque la sécrétion et qui se coagule autour de lui; il se produit alors des échanges réciproques entre les éléments du crayon et ceux du mucus sécrété par la matrice; celle-ci n'a donc subi que peu à peu l'action du caustique; de plus, il est facile de comprendre que les parties les plus saillantes, granulations, fongosités, etc., sont plus directement et plus profondément atteintes.

Ainsi s'explique l'innocuité de la cautérisation pratiquée; j'ai hâte d'ajouter qu'il n'est point, pour combattre les granulations, les fongosités, les leucorrhées rebelles, de moyen plus efficace que le séjour du nitrate d'argent fondu dans la cavité utérine.

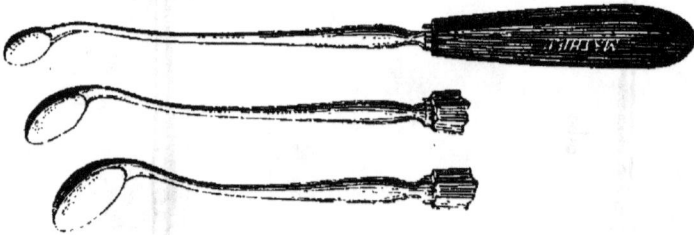

Curette de Sims (dimensions diverses).

Employée selon les règles que je viens de tracer, la cautérisation donne des résultats bien autrement complets et sérieux que la curette de Récamier, dont la manœuvre est plus douloureuse et surtout plus périlleuse et dont l'usage doit être réservé à l'abrasion des petites tumeurs polypeuses ou fongueuses bien déterminées.

Les crayons de nitrate d'argent ne sont point les seuls qui aient été introduits dans la cavité du col utérin. Becquerel abandonnait dans cette cavité des crayons de tanin incorporé dans une matière résineuse. Je préfère de beaucoup à ce topique, dont l'introduction n'est ni facile ni toujours inoffensive, les injections demi-solides, composées de neuf parties de paraffine pour une de tanin, répétées tous les trois ou quatre jours, au moyen d'une sonde à piston qui les porte jusque dans la cavité utérine. L'application de ce topique triomphe ordinairement et d'une façon assez rapide des écoulements leucorrhéiques les plus abondants et les plus rebelles.

DEUXIÈME PARTIE

—

PATHOLOGIE SPÉCIALE

———

DES AFFECTIONS UTÉRINES EN PARTICULIER

§ Ier. — HERMAPHRODISME

Chez la femme comme chez l'homme, l'hermaphrodisme est la réunion réelle ou apparente sur le même individu des organes générateurs propres à chaque sexe; hâtons-nous d'ajouter qu'en pareil cas, les organes ne sont jamais qu'ébauchés, qu'embryonnaires, si bien qu'ils sont incapables, non seulement de remplir les deux fonctions à la fois, mais encore d'en remplir une seule. Étudiant ces aberrations de la nature, Geoffroy Saint-Hilaire a formulé les trois propositions suivantes :

1° C'est par un arrêt, et non par un excès de développement qu'il faut expliquer la duplicité des organes multiples et médians;

2° Quand un appareil se développe, il réduit toujours son analogue au minimum ;

3° Quand tous les deux se développent, c'est incomplètement pour chacun d'eux que s'opère cette évolution.

On peut admettre trois ordres d'hermaphrodisme :

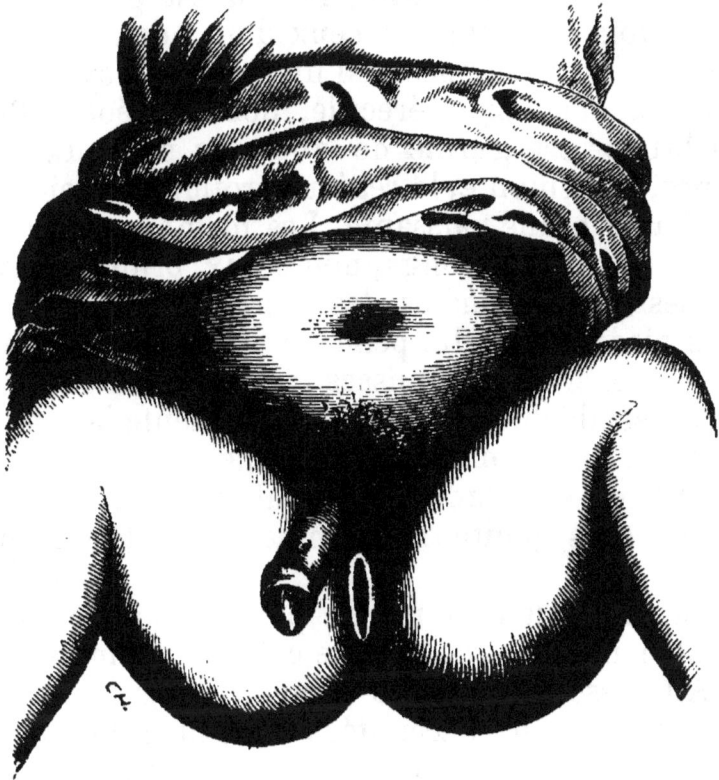

1° L'**hermaphrodisme masculin**, qui offre des apparences féminines avec la prédominance du sexe masculin ;

2° L'**hermaphrodisme féminin**, dans lequel le sexe féminin domine avec les apparences mâles ;

3ᶜ L'**hermaphrodisme neutre**, dans leque' on ne distingue pas de sexe prédominant. Un des exemples les plus curieux de l'hermaphrodisme féminin à apparence mâle est celui de Marie-Madeleine Lefort, qui mourut à l'Hôtel-Dieu de Paris en 1864, et qui fut l'objet d'un rapport médical rédigé par le professeur Béclard dans les termes suivants :

« Marie-Madeleine Lefort est âgée de seize ans; sa taille est de 1 mètre 50, dont la moitié tombe au pubis; son bassin est court et large, le cou est grêle; le larynx et la voix sont comme ceux d'un adolescent. Les mamelles sont développées, d'un volume moyen, surmontées d'un mamelon érectile, dont l'aréole, d'une couleur brune, est garnie de quelques poils. La lèvre supérieure, le menton et la région parotidienne sont couverts de barbe brune naissante. Les membres inférieurs sont couverts de poils longs, nombreux, bruns et rudes. Les cuisses sont arrondies, les genoux inclinés en dedans, les pieds petits. La peau de la partie supérieure antérieure externe des cuisses présente des éraillures du derme, semblables à celles que présente la peau de l'abdomen et des mamelles des femmes qui ont eu des enfants. L'anus est bordé de poils abondants.

« Les organes génitaux examinés à l'extérieur présentent :

« 1° Un pénil bien fourni de poils, ayant une symphyse pubienne allongée comme celle de l'homme.

« 2° Au-dessous, un corps conoïde, long de 7 centimètres dans l'état de flaccidité, susceptible de s'allonger un peu dans l'état d'érection. Ce corps est surmonté d'un gland imperforé, recouvert dans les trois quarts de sa circonférence d'un prépuce mobile; il est inférieurement creusé d'un canal déprimé et ne présentant point le relief de la partie pubienne de l'urètre viril; ce canal est percé inférieurement de cinq petits trous, placés régulièrement sur la ligne médiane et pouvant admettre un fin stylet.

« 3° Au-dessous et en arrière de ce corps est une

fente ou vulve bordée de deux lèvres étroites garnies de poils à l'extérieur, étendues depuis le clitoris péniforme jusqu'à neuf ou dix lignes au-devant de l'anus. Ces lèvres minces ne contiennent rien dans leur épaisseur qui ressemble aux testicules.

« 4° Dans l'intervalle des lèvres est une fente très superficielle, sous laquelle la pression fait sentir vaguement un vide au-devant de l'anus. A la partie antérieure de l'intervalle des lèvres ou à la racine du clitoris est une ouverture arrondie qui reçoit facilement une sonde de calibre moyen.

« 5° Les anneaux sus-pubiens sont très étroits ; rien, dans cet orifice, ni dans le trajet du canal qu'il termine, ne fait soupçonner l'existence des testicules engagés ou près de s'engager dans le canal inguinal.

« Suivant sa déclaration, Marie Lefort est réglée depuis l'âge de huit ans ; l'émission de l'urine a lieu par l'ouverture principale placée à la racine du clitoris et par les trous dont l'urètre est criblé dans sa portion clitoridienne ; mais il lui est impossible d'uriner devant un témoin. Une sonde introduite à travers l'ouverture ne rencontre point d'urine, n'en prend pas l'odeur et ne détermine pas l'envie d'uriner : l'instrument se dirige en arrière.

« Notre première observation se borne là, Marie Lefort ne voulant pas souffrir un examen plus détaillé.

« Mais le surlendemain je la revis ayant ses règles : son teint était pâle ; les linges dont elle était enveloppée étaient abondamment imprégnés de sang. Ce liquide sortait à demi coagulé par l'ouverture principale ; il sortait surtout beaucoup quand elle toussait ou quand on pressait au-devant de l'anus. Les trous de l'urètre étaient rougis et humectés par le sang ; mais il était difficile de juger s'il sortait en partie de ces orifices. La sonde, introduite, fut retirée pleine de sang.

« Quelques jours après, je fis de nouvelles observations dont voici le résultat : La sonde, introduite par l'ouverture principale avec tous les soins convenables, ne peut être portée dans la vessie; on la dirige facilement du côté de l'anus, parallè'ement au périnée. De cette manière, on peut soulever ou tendre le fond de la vulve et reconnaître que la membrane qui en réunit les deux lèvres est épaisse à peu près deux fois comme la peau et dense comme elle. Après avoir porté la sonde un peu en arrière, on la dirige facilement en haut, à la profondeur de 8 à 10 centimètres; là, on rencontre un obstacle sensible à son contact.

« Dans ces explorations plusieurs fois répétées, la sonde n'amène point d'urine, elle ne paraît pas être dans l'urètre, mais bien plutôt dans le vagin; on sent la sonde à travers une cloison tout à fait semblable à la cloison recto-vaginale. A l'endroit où la sonde s'arrête, on reconnaît, avec le doigt, à travers les parois du rectum, un corps qui *paraît être* le col de l'utérus.

« Les tentatives pour sonder l'urètre sont vaines : un stylet, assez fin pour y pénétrer, cause beaucoup de douleurs.

« Marie Lefort, persuadée, il est vrai, qu'elle est femme, éprouve du penchant pour le sexe masculin, et ne paraît pas éloignée de l'idée de se soumettre à une légère opération, nécessaire pour ouvrir le vagin.

« Il paraît, en effet, que ce canal existe, et qu'il suffirait, pour le rendre accessible, de pratiquer une incision entre les lèvres de la vulve, depuis l'ouverture placée à la base du clitoris jusqu'à la commissure postérieure. L'urètre se prolonge sous le clitoris, disposition qui le rapproche du pénis et qui est fort rare. Il paraît que, parmi les ouvertures dont l'urètre est criblé, il y en a une ou plusieurs situées plus profondément que la vulve, et que, par cette disposition, une partie de l'urine est versée à l'entrée du vagin et sort ensuite par l'ouverture de la membrane qui le ferme. Il paraît aussi que le sang menstruel vient par le vagin : peut-être, à son passage sous le clitoris, une partie de ce liquide entre-t-elle dans l'urètr   ·   es ouvertures posté-

6

rieures et cachées du canal, pour ressortir par ses ouvertures apparentes.

« Il paraît enfin que la personne soumise à l'examen de la Société est une femme. On découvre en effet, chez elle, plusieurs des organes essentiels du sexe féminin (un utérus, un vagin), tandis qu'elle n'a du sexe masculin que des caractères secondaires, comme la proportion du tronc et des membres, celle des épaules et du bassin, le volume du larynx, le ton de la voix, le développement des poils, l'urètre prolongé au delà de la symphyse pubienne. »

« La personne qui fait l'objet de ce rapport de Béclard vient récemment de mourir à l'Hôtel-Dieu de Paris, où elle était entrée pour se faire soigner d'une pleurésie chronique; elle était née à Paris en 1799; elle est, par conséquent, âgée de soixante-cinq ans, et exerçait la profession de saltimbanque. Elle confirme dans ses déclarations tout ce que Béclard a mis dans son rapport, auquel l'autopsie vient de donner raison dans ses conclusions, malgré l'opinion de plusieurs chirurgiens qui avaient cru que Marie Lefort était un homme *hypospade et cryptorchide*. (Voir ces mots dans notre livre *Des maladies des voies génito-urinaires de l'homme*, 15ᵉ édition.)

« Le cadavre de cette femme présentait une tête chauve; la face portait une barbe grise très développée, ayant 35 centimètres de longueur; la partie antérieure de la poitrine est aussi couverte de poils nombreux et grisonnants. Les mamelles sont développées et pendantes comme celles d'une vieille femme, le ventre est volumineux, les membres grêles et pubescents, les extrémités petites.

« La peau qui recouvre le pubis est garnie de poils assez nombreux, bruns et raides; au-dessous, on trouve les grandes lèvres, qui mesurent 10 centimètres de longueur : elles sont volumineuses, mais la palpation ne fait reconnaître aucun corps étranger dans leur épaisseur. Au milieu de l'espace qui les sépare, est un corps volumineux, long de 4 centimètres 1/2 ; ce corps présente à sa partie antérieure une saillie arrondie, rappelant tout à fait la forme d'un pénis, et présentant une petite couronne comme lui. Ce gland mesure 15 millimètres de hauteur sur 13 de largeur ; il est imperforé et présente une petite rigole à sa partie inférieure ; il est recouvert par deux petites lèvres qui se réunissent à sa partie supérieure et lui forment une enveloppe analogue au prépuce. Au-dessous de ce gland, on voit une petite ouverture signalée dans le rapport de Béclard comme donnant issue à l'urine et aux règles. La partie supérieure présente, au milieu, un petit sillon qui continue celui qui se trouve à la partie inférieure du gland. On y remarque cinq petits trous, orifices de petits culs-de-sac, comme on en rencontre sur la muqueuse urétrale de l'homme. L'urine ne sortait donc pas par ces trous, comme le prétendait Marie Lefort. Le bord inférieur de l'ouverture principale est mince et tranchant ; les deux lignes qui le circonscrivent vont se continuer avec les petites lèvres qui enveloppent le gland. Le reste de l'espace qui sépare les grandes lèvres est entièrement fermé par une membrane.

« La dissection a montré que l'ouverture principale, placée au-dessous du gland, conduit dans un canal membraneux, long de 6 centimètres, et présentant une circonférence de 2 centimètres. La muqueuse qui revêt ce canal est lisse et blanchâtre et ressemble à celle de l'urètre ; elle offre des stries et l'ouverture de quelques petites glandes mucipares. A la face externe de ce conduit, on trouve une masse spongieuse épaisse de 4 millimètres : c'est le bulbe normal du vagin.

« Ce conduit que nous venons de décrire peut être considéré comme une espèce de cloaque donnant issue en même temps à l'urine et aux règles. En effet, à son extrémité postérieure, on trouve deux orifices : l'un en haut, l'autre en bas ; le supérieur conduit à la vessie ; l'inférieur, un peu plus grand, représente l'orifice externe du vagin. En arrière du point où le vagin s'ouvre

dans le cloaque, il s'élargit immédiatement pour acquérir ses dimensions normales ; il forme même, à ce niveau, une espèce de cul-de-sac en arrière et au-dessous
de son orifice. Le vagin est long de 6 centimètres. Sa
muqueuse offre les rides normales. Le col utérin est
plat, son orifice est circulaire et laisse facilement pénétrer dans la cavité utérine une sonde de calibre moyen.
Le corps de l'utérus est très développé ; sa cavité a les
dimensions normales. Les annexes de l'utérus sont disposés comme à l'état normal. »

§ II. — MALADIES DES ORGANES GÉNITAUX EXTERNES

I. — HYPERTROPHIE DU CLITORIS

On entend par là l'augmentation de volume de ce
petit corps érectile : quelquefois congénitale, cette
hypertrophie est plus souvent acquise, et c'est parfois
à l'abus des plaisirs sexuels qu'on peut l'attribuer ;
l'hypertrophie du clitoris l'expose au frottement et,
partant, à l'exagération de sa sensibilité ; de là parfois,
chez les petites filles, l'origine d'habitudes auxquelles
on remédie par la résection de l'organe hypertrophié.

II. — PRURIT DE LA VULVE

C'est ainsi qu'on désigne une démangeaison, le plus
souvent intermittente, mais souvent très aiguë, que
les malades éprouvent à la vulve. Chez les femmes
atteintes d'écoulement leucorrhéique, ces démangeaisons peuvent apparaître à toutes les époques de la vie ;
mais il est plus fréquent de les rencontrer pendant la
grossesse ou bien à l'âge critique.
Ce sont des élancements, des pincements, assez douloureux parfois, pour jeter les femmes dans des crises

nerveuses ; on se gratte avec rage, on se laboure de ses ongles, on voudrait arracher les parties malades, et l'on n'arrive guère qu'à substituer une douleur nouvelle à la douleur première, qui, du reste, ne tarde pas à revenir.

Quand le prurit est léger, il ne fait parfois qu'éveiller ou exciter les désirs sexuels; mais quand il devient aigu, il tend au contraire à abolir l'excitation génésique, et le coït devient impossible par suite de l'endolorissement excessif des organes sexuels.

L'accumulation de la sécrétion sébacée dans les replis vulvaires, les écoulements vagino-utérins muqueux ou muco-purulents, la présence des oxyures vermiculaires à la marge de l'anus ou à la vulve, l'existence d'animaux parasitaires dans les poils du pubis, enfin les affections dartreuses d'une nature quelconque, telles sont les causes les plus ordinaires du prurit de la vulve.

Traitement. — L'étude des causes conduira à un traitement rationnel : dans le cas de diathèse dartreuse on emploiera les préparations arsénicales ; les animaux parasitaires seront détruits par les pommades mercurielles. Dans les autres cas, j'emploie avec un très grand succès les moyens suivants : lotion matin et soir avec de l'eau très chaude, dans laquelle on met pour un verre d'eau deux cuillerées à café de la solution suivante :

Sublimé...................... 2 grammes.
Eau distillée.................. 150 —

Immédiatement après on essuie et l'on fait des onctions avec la pommade :

Axonge...................... 30 grammes.
Calomel...................... 8 —
Ext. d'opium.................. 2 —

Les lotions au nitrate d'argent, au sulfate de zinc, à l'acétate de plomb, rendent également des services.

Il va sans dire que, quand les fleurs blanches sont la cause du prurit vulvaire, la persistance de cette cause éternise le mal, ou tout au moins en provoque le retour ; c'est donc à l'affection utérine ou vaginale, qui produit l'écoulement, qu'il faudra s'attaquer pour triompher du prurit lui-même.

III. — VULVITE

On désigne sous ce nom l'inflammation, partielle ou totale, des organes générateurs externes chez la femme.

Cette inflammation se caractérise par la tuméfaction et la rougeur de la muqueuse vulvaire ; on voit alors s'accumuler sur le clitoris et sur les petites lèvres une couche crémeuse de matière sébacée exhalant une odeur des plus fétides : c'est la **vulvite sébacée**. Si la chose est abandonnée à elle-même, la sécrétion sébacée devient muco-purulente d'abord et purulente ensuite ; des excoriations surviennent à la muqueuse vulvaire et provoquent des douleurs aiguës et d'atroces démangeaisons.

La malpropreté, les abus de l'onanisme ou du coït, les violences, de toute nature, exercées sur les parties sexuelles, sont les causes les plus ordinaires de l'inflammation de la vulve.

Si la maladie survient après des coïts infectieux, c'est alors la **vulvite blennorrhagique :** dans ce cas, la phlegmasie revêt des caractères plus aigus, plus intenses et envahit ordinairement, de proche en proche, l'urètre et la muqueuse du vagin : celle-ci est fatalement contagieuse.

Traitement. — Les lotions émollientes et alcalines, les bains, le repos des organes, triomphent facilement de la vulvite sébacée ; les femmes s'en préserveront du reste par des soins de propreté, par des toilettes fréquentes qui s'opposeront à l'accumulation de la matière sébacée sur la muqueuse vulvaire.

Dans les cas plus aigus, avec sécrétion muco-puruente, on appliquera sur les parties malades des cataplasmes de fécule et l'on isolera les surfaces malades en les saupoudrant avec des poudres inertes : sous-nitrate de bismuth, fécule de riz, etc. Puis, viendront des lotions avec des liquides astringents ou très légèrement caustiques : solution faible de nitrate d'argent, d'alun, de sulfate de zinc, etc. ; décoctions de roses de Provins, de feuilles de noyer, etc.

On emploiera utilement aussi les bains de siège avec eau d'amidon ou de son, rendus alcalins par l'addition de cent grammes de sous-carbonate de soude.

La **vulvite blennorrhagique** sera tout spécialement traitée par la solution au nitrate d'argent au centième ; il va sans dire que l'urétrite et la vaginite seront également l'objet d'un traitement très actif.

Vulvite des petites filles. — Rien n'est plus fréquent que l'inflammation de la vulve chez les petites filles ; j'ai eu l'occasion de l'observer, presque chaque jour, pendant mon internat à l'hôpital des Enfants.

La malpropreté, l'urine qui les souille, la présence des oxyures, produisent l'inflammation vulvaire des enfants à la mamelle. A un âge plus avancé, elle reconnaît pour causes : la dentition, les influences dartreuses ou lymphatiques, la masturbation et parfois les manœuvres coupables dont les enfants peuvent être victimes et par suite desquelles on les a vues infectées de syphilis et de blennorrhagie.

Au début, l'enfant n'éprouve qu'une sensation de chaleur et de démangeaison qui la porte à se gratter et devient souvent le point de départ d'habitudes vicieuses.

La muqueuse vulvaire, rouge d'abord, devient ensuite le siège d'un écoulement séreux et incolore, puis purulent et jaunâtre ; la douleur devient aiguë, la marche impossible, l'enfant maigrit et, si l'on examine alors les parties sexuelles, on les trouve recouvertes d'ulcérations, ordinairement superficielles, mais, quelquefois aussi, larges et profondes. Dans deux cas, j'ai vu survenir la gangrène qui a entraîné une perte de substance assez considérable et a mis en grand danger la vie des enfants.

Les applications émollientes, les bains répétés, les cataplasmes, seront employés tout d'abord. L'enfant sera baignée et lotionnée avec soin après la satisfaction de chaque besoin naturel. Dans les cas d'ulcération légère, on emploiera les lotions au sulfate de zinc ou au tanin. Si elles sont profondes, on touchera avec une solution plus ou moins concentrée de nitrate d'argent. Enfin, dans les cas de gangrène, on touchera directement avec le crayon de nitrate d'argent, on fera des lotions avec vin aromatique, solution phéniquée. Dans tous les cas, les grandes lèvres seront isolées par un tampon de charpie ou de coton, imprégnés d'une pommade astringente. Il va sans dire que les toniques divers seront administrés dans cette affection essentiellement débilitante dans ses causes et dans ses effets.

IV. — INFLAMMATION DES GLANDES VULVO-VAGINALES

Ces glandes, si bien étudiées par Huguier, sécrètent un liquide qui, sous l'influence des excitations sexuelles, lubrifient et facilitent le coït; or, dans certains cas, cette sécrétion peut être exagérée au point de constituer une sorte de maladie.

C'est ordinairement sous l'influence d'idées ou d'attouchements érotiques que se produit l'excrétion des glandes vulvo-vaginales; les femmes se sentent mouillées comme par une éjaculation; la persistance de ces excitations produit l'hypertrophie des glandes elles-mêmes; on constate alors que ces organes sont distendus, et cette distension est telle parfois qu'elle devient un obstacle aux rapports sexuels; en pareil cas, une simple incision, peu douloureuse du reste, suffit pour évacuer le liquide, qui est filant et incolore, et remettre les choses en état.

S'il y a inflammation, le liquide sécrété devient louche, puis purulent et constitue un abcès; la malade accuse de la douleur et des élancements. La muqueuse tuméfiée devient d'un rouge vif.

Si l'abcès s'ouvre spontanément, on voit s'écouler un pus épais, crémeux, souvent sanguinolent; puis la tumeur disparaît et tout rentre dans l'ordre.

Traitement. — Cataplasmes émollients, bains prolongés, qui suffisent lorsque le pus s'écoule par le conduit excréteur de la glande ; dans ce cas, il sera souvent utile de recourir aux injections avec une solution légère de nitrate d'argent ou de teinture d'iode. Si le pus ne s'écoule pas et que la douleur soit vive, l'abcès sera simplement ouvert avec une lancette sur le point le plus aminci de la muqueuse.

Enfin, si, comme on le voit chez certaines femmes, ces abcès se reproduisent fréquemment ou périodiquement, on n'hésitera pas à faire l'excision de la glande, qui n'entraîne aucun danger.

V. — LÉSION DE LA VULVE DANS LE COÏT

Quels que soient les ménagements apportés, quelles que soient les délicatesses que commandent les sentiments affectueux, les premiers rapports sexuels sont toujours douloureux pour l'homme comme pour la femme, pour la femme surtout; la membrane hymen, qui résiste plus ou moins selon son épaisseur ou sa consistance, cède après un ou plusieurs assauts ; ses lambeaux, qui constitueront plus tard les caroncules *myrtiformes*, sont meurtris et déchiquetés ; la vulve irritée devient le siège d'une inflammation aiguë et douloureuse, qui gagne fréquemment l'urètre et produit l'urétrite, la cystite du col et, comme conséquence, les besoins incessants d'uriner impossibles à satisfaire et qui nécessitent parfois le cathétérisme.

Prima venus debet esse cruenta.

Les premières approches doivent être sanglantes.
Ce principe, vrai dans la grande majorité des cas, ne laisse pas que de souffrir d'assez nombreuses exceptions.

Chez les femmes molles, lymphatiques et atteintes de fleurs blanches, l'hymen, macéré en quelque sorte par les sécrétions, n'offre qu'une résistance peu énergique, et, pour peu que les manœuvres de l'onanisme aient été pratiquées antérieurement, le membre viril agit comme corps dilatant sans produire de rupture ; c'est ainsi qu'il m'a été donné plusieurs fois d'observer l'intégrité de la membrane hymen chez des femmes qui non seulement avaient subi de nombreuses approches, mais encore étaient devenues enceintes et chez lesquelles la persistance de l'hymen devenait un obstacle à l'accouchement.

§ III. — MALADIES DU VAGIN

I. — VICES DE CONFORMATION

Absence du vagin.

Comme l'a fait observer M. Lefort, cette anomalie peut être considérée sous trois formes principales :

1° **Absence complète du vagin et de l'utérus avec existence des parties génitales externes;**

2° **Absence partielle ou totale du vagin**, avec intégrité de l'utérus;

3° **Terminaison du vagin en cul-de-sac avec absence de l'utérus ou avec utérus rudimentaire.** — Il y a en même temps absence de la fonction menstruelle.

Un fait se rapportant à la première forme nous a été transmis par Dupuytren.

Scheghelmer nous a transmis un exemple de la deuxième forme : il s'agissait d'une femme qui mourut phtisique à l'âge de vingt-trois ans.

Imperforation du vagin par ouverture anormale.

On voit parfois le vagin s'ouvrir dans le rectum. C'est dans un cas de ce genre que le docteur Rossi prit pour une rétention menstruelle ce qui était une grossesse. La femme qui, quoique mariée, était dépourvue des organes génitaux externes, accusait de violentes douleurs abdominales; Rossi, diagnostiquant une rétention menstruelle, pratiqua une incision dans la direction normale du vagin et sentit immédiatement après la poche des eaux qui se rompit. L'accouchement eut lieu par cette ouverture artificielle, et l'on constata que la conception s'était faite par un orifice étroit situé au pourtour de l'anus. M. Knight, des Etats-Unis, a publié une observation très intéressante d'un cas de communication du vagin avec la vessie :

« Une jeune femme d'une bonne constitution se présente à *Sheffield general infirmery*, en octobre 1860, dans les circonstances suivantes. Elle déclara que, mariée depuis neuf mois, elle n'avait cohabité avec son mari que pendant les deux derniers; que le mariage n'avait pas été consommé à proprement parler, et qu'il y avait en elle quelque vice de conformation. Elle avait toujours joui d'une bonne santé sans avoir jamais été réglée. Vers l'âge de quatorze ans, elle eut des convulsions, qui revenaient à des époques régulières, quelquefois après un intervalle de six mois. Elle n'avait jamais éprouvé de douleurs lombaires ou abdominales.

« Le docteur procéda à l'examen : les parties extérieures présentaient l'apparence naturelle. En séparant les grandes lèvres, on trouva les petites lèvres bien conformées, mais il n'y avait pas de méat urinaire. Une petite caroncule de membrane muqueuse, de la grosseur d'un pois environ, et recouverte à sa surface par une membrane préputiale, représentait le clitoris. Le doigt, introduit dans le vagin, donnait l'état suivant des parties : ce canal, au lieu de conduire à l'utérus, se terminait en cul-de-sac, à environ deux pouces de son origine; la membrane muqueuse glissait facilement sur les tissus sous-jacents, et il n'y avait nulle part ni tension, ni plénitude. Dans le vagin, se trouvait une membrane ou repli muqueux, formé par sa paroi antérieure, sous laquelle le doigt passait à travers un trajet d'environ un pouce de long, resserré par un sphincter, et il arrivait dans une vaste cavité d'où sortait l'urine, après l'introduction d'un cathéter. En l'examinant par le rectum, après avoir placé un cathéter dans la vessie, à travers l'ouverture urétrale du vagin, on pouvait reconnaître les signes d'un utérus; il n'y avait de plénitude ni autour du rectum, ni dans la partie inférieure de l'abdomen. Le diamètre, au pourtour du bassin, était un peu plus petit qu'à l'ordinaire, et le périnée avait environ un demi-pouce de long. Les mamelles étaient bien développées, mais la malade affirmait qu'elle n'avait jamais ressenti de désirs sexuels, et que la miction était toujours excitée par le coït. Après une consultation dans laquelle il fut décidé qu'il valait mieux ne rien tenter par une opération exploratrice, elle quitta l'hôpital au bout de peu de jours. »

Enfin, Velpeau a observé un exemple de communication entre la vessie, le vagin et le rectum.

Il est des cas beaucoup plus nombreux où l'absence du vagin n'est que partielle; l'utérus existe alors, et, partant, la fonction menstruelle, dont le sang ne peut s'écouler au dehors. Il devient nécessaire d'intervenir, et, sans nous arrêter à l'étude d'une malformation qui n'entre qu'indirectement dans le cadre que nous nous sommes tracé, nous nous bornerons à dire que, après avoir bien constaté l'existence de la matrice et la rétention du sang menstruel, le chirurgien aura toujours, en pareille circonstance, une triple indication à remplir :

1° Evacuer le sang menstruel accumulé;
2° Pratiquer un conduit permanent d'écoulement;
3° Empêcher l'oblitération de ce conduit.

Imperforation par persistance de l'hymen.

L'hymen est parfois assez épais et assez résistant pour défier les rapprochements sexuels les plus énergiques et les plus ardents, si bien que c'est au chirurgien qu'incombe la défloration. L'opération est simple et facile : une incision cruciale suffit pour obtenir une ouverture définitive.

De cette résistance de l'hymen résulte que cette membrane peut être refoulée au point de permettre un rapprochement sexuel, incomplet il est vrai, et les cas sont nombreux de femmes qui ont conçu dans de pareilles conditions.

Tardieu a observé la persistance de l'hymen chez une femme de quarante ans qui se plaignait d'avoir été violée :

« Visite de la femme C... D..., âgée de quarante et un ans, disant n'avoir jamais subi les approches d'un homme, contrairement aux allégations de l'inculpé X..., qui prétend avoir été son amant et explique ainsi des dons qui lui sont imputés comme des vols.

« Cette fille est forte, brune et bien constituée. Le bassin est très développé, les parties extérieures de la génération tout à fait normales. Les grandes et petites lèvres offrent des dimensions peu exagérées. Elles s'ouvrent largement et laissent voir une sorte de vestibule infundibuliforme profond, à l'extrémité duquel est une sorte de bourrelet saillant, formé par la membrane hymen, percée au centre d'une ouverture à bords frangés, dans laquelle on n'admet qu'avec peine l'extrémité du petit doigt. On constate aussi une étroitesse tout à fait anormale du vagin, dont les parois sont contractées, rigides, et ne pourraient, dans aucun cas, admettre le membre viril le moins volumineux. La membrane muqueuse qui revêt l'intérieur de la vulve est le siège de quelques petites éraillures, et n'a pas l'aspect et la coloration qu'elle présente le plus ordinairement chez les vierges. La fille D... déclare d'ailleurs que sa

7

santé est régulière, qu'elle n'a jamais éprouvé de troubles dans la menstruation, et qu'elle n'a été atteinte d'aucune affection particulière des organes génitaux.

« De l'examen qui précède, nous concluons que : 1° la fille C... D... présente un vice de conformation des organes génitaux qui ne lui permet pas l'accomplissement régulier de l'acte sexuel, mais qui ne s'oppose pas à l'intromission incomplète du membre viril ; 2° la membrane hymen n'a pas été détruite, mais elle est refoulée profondément, et cette circonstance, jointe à la déformation caractéristique des parties extérieures de la génération, indique que la fille C... D... peut, sans avoir été déflorée, avoir subi les approches d'un homme. »

Le fait suivant d'imperforation vaginale a été consigné par le docteur Lefort ; il m'a paru assez intéressant pour que j'aie cru devoir le consigner dans tous ses détails :

« Louise D... est née à Saint-Quentin, en 1839, de parents bien constitués ; aucun membre de sa famille ne présente d'anomalie congénitale. Le vice de conformation des organes génitaux externes n'a exercé aucune influence sur le développement de cette jeune fille. Ses instincts furent toujours ceux des petites filles. Lorsque vint l'époque de la puberté, ses seins se développèrent, son bassin s'élargit, et, à l'âge de dix-huit ans, apparut, pour la première fois, un flux menstruel qui dura une journée, et fut accompagné de douleurs vives dans le bas-ventre, et s'irradiant dans l'aine droite. Depuis, ce flux sanguin revient régulièrement chaque mois et provoque les mêmes phénomènes. Il s'écoule par un orifice situé au-dessus de la racine du clitoris, est toujours mêlé aux urines, ce qui laisse supposer que l'exhalation sanguine est produite à la surface de la muqueuse vésicale.

« En 1859, L. D. avait atteint sa vingtième année, et, comme elle désirait vivement se marier et que le médecin de sa famille déclarait qu'on ne pouvait rien tenter d'utile pour satisfaire son désir, elle me consulta.

« L'examen des parties génitales externes me permit de constater l'état suivant :

« Le clitoris, du volume du petit doigt, long de 4 à 5 centimètres, se termine par un gland à la base duquel il existe une ouverture par laquelle s'écoule l'urine. En arrière de la couronne du gland, sur le corps de l'organe, existe un repli cutané qui simule un prépuce refoulé. Sous l'influence de la moindre idée lascive et même spontanément, cet organe entre en érection d'une façon désagréable pour la malade.

« De chaque côté du clitoris existent les grandes lèvres, dont le développement est normal ; celle du côté gauche offre à sa partie moyenne un relief dû à la présence de l'ovaire sorti de la cavité du bassin par le canal inguinal. Cette saillie de la grande lèvre lui donne l'aspect de l'une des bourses. Une particularité ajoute un nouveau trait à cette ressemblance : chaque fois que le clitoris entre en érection, on voit un mouvement ascensionnel se produire dans les grandes lèvres, comme si elles étaient doublées d'un muscle crémaster.

« Cet ovaire, que plusieurs confrères considèrent comme un testicule, est un corps ovoïde du volume d'une grosse amande. Il offre la consistance mollasse des organes glandulaires; une pression, même légère, y détermine de la douleur. A sa partie supérieure, à travers l'épaisseur de la grande lèvre, on constate l'existence d'un petit cordon fuyant sous la pression du doigt; ce cordon disparaît au niveau du pubis.

« Lorsqu'on écarte les grandes lèvres, on ne trouve aucun vestige d'ouverture vulvaire; celle-ci est remplacée par une cloison formée à l'extérieur par une peau recouverte d'épithélium. Sur la ligne médiane existe un raphé qui se prolonge de la commissure des grandes lèvres à l'ouverture située en arrière du gland du clitoris. Cet orifice permet l'introduction d'une sonde de femme; arrivé à 4 ou 5 centimètres, le bec de l'instrument vient se heurter sur une valvule qui l'arrête; pour franchir cet obstacle et passer sur le bord libre de la valvule, il faut faire exécuter à la sonde un mouvement de bascule. Si on lui substitue une sonde d'homme et qu'on dirige la concavité en arrière, on pénètre à 11 centimètres; elle n'est pas dans la vessie, car l'urine ne s'écoule pas. Le doigt, placé dans le rectum, sent le bec de l'instrument à travers une paroi peu épaisse. Cette partie de l'instrument peut être mue latéralement dans une certaine étendue. Enfin, si on retire la sonde, en ayant soin de boucher le pavillon avec le doigt, on ramène de la cavité vaginale tantôt un liquide séro-muqueux, semblable à celui fourni par les flux leucorrhéiques, tantôt un liquide plus épais, transparent, analogue à la glaire d'œuf, comme celui qu'on observe surtout dans le cas de catarrhe utérin.

« De l'ensemble de ces faits, nous n'avons pas hésité à admettre qu'il existait et un utérus et un vagin; et que, par conséquent, il y avait lieu de pratiquer l'incision de la cloison épaisse qui obstruait l'ouverture vulvaire. Mais, avant de procéder à cette opération, nous avons dû prendre l'avis de nos collègues de la Société de chirurgie.

« Cette jeune personne n'ayant aucun parent ici, je la fis admettre à l'hôpital Beaujon, dans le service du docteur Huguier. J'avais vu ce chirurgien pratiquer en ma présence un vagin artificiel avec une grande habileté, sur une jeune femme de Mouy, et je ne doutais pas un instant qu'il n'obtînt un nouveau succès chez ma protégée.

« L'opération convenue est pratiquée le 10 décembre 1859. On introduit par l'orifice une sonde dont la courbure est dirigée en avant, et on divise les parties molles situées en avant de l'instrument jusqu'à 2 centimètres de l'anus. Cette incision met à découvert : 1° l'orifice du vagin, à l'entrée duquel se trouve une valvule formée par la muqueuse froncée qui forme une sorte d'hymen : c'est cette membrane qui formait obstacle à l'entrée de la sonde ; 2° le méat du canal de l'urètre situé au-dessus, et sur un plan un peu plus reculé. Une sonde introduite dans cet orifice donne issue à une quantité assez considérable d'urine.

« Deux autres incisions, partant de l'extrémité anale de la première et se dirigeant à droite et à gauche sur la peau des fesses, de manière à simuler un V renversé, permettent de réunir les bords de la première incision avec la membrane muqueuse qui tapisse l'ouverture vaginale. Un troisième point de suture au niveau de la fourchette réunit la muqueuse à la peau.

« Pour tout pansement, on introduit une mèche dans le vagin.

« 23 *janvier*. Une sonde de femme est introduite dans le vagin, et, par le toucher rectal, on reconnaît le chemin qu'elle parcourt, qui est de plusieurs centimètres ; on lui substitue un dilatateur qui, écartant latéralement les bords de l'ouverture du canal, laisse voir l'éperon qui existe sur sa paroi postérieure.

« 4 *février*. La malade a ses règles ; elles sont très douloureuses comme toujours. Le sang ne sort pas par le vagin, mais il est rendu avec les urines.

« 15 *février*. L'introduction de mèches, dont le volume est assez considérable, n'amenant pas une ampliation bien sensible de l'orifice vulvaire, et l'action du dilatateur provoquant toujours la déchirure de quelques fibres de cette ouverture, M. Huguier se décide à faire une seconde opération. Il pratique donc deux nouvelles incisions d'environ 3 centimètres à la partie inférieure et latérale de l'orifice vulvaire et s'étendant sur le tégument de chacune des fesses, puis une troisième intéressant, dans une longueur de 1 centimètre, la portion périnéale.

« Un petit spéculum, immédiatement introduit dans le vagin, permet de constater l'existence d'un col utérin peu développé, il est vrai, mais bien conformé et percé à son centre d'une ouverture très étroite.

« On place une sonde à demeure dans la vessie, un tampon dans le vagin, et le tout est maintenu au moyen d'un bandage en T. Ce pansement, à l'exception de la sonde, qui est retirée de la vessie quelques jours après, est continué jusqu'à la cicatrisation complète des parties.

« 10 *avril*. La malade, complètement guérie, demande à sortir. L'orifice vulvaire permet facilement l'introduction du doigt indicateur et celle du spéculum.

« On constate que le col de l'utérus est dirigé en bas et à gauche. Un stylet introduit dans l'ouverture du col pénètre d'environ 1 centimètre dans la cavité de cet organe. Enfin, l'orifice anal est placé sur un plan plus antérieur qu'avant l'opération.

« Aujourd'hui, trois années se sont écoulées depuis son départ de Paris, et une lettre récente m'informe que Louise D... n'a rien perdu des bénéfices de l'opération qui lui a été faite. »

« Au mois de mai 1857, je fus appelé, dit M. Marion Sims, auprès d'une dame, âgée de quarante-cinq ans, qui s'était mariée à vingt ans, et, depuis lors, avait toujours été malade. La menstruation, qui avait toujours été douloureuse chez cette dame, venait tout récemment de finir. Elle accusait une grande irritation de la vessie, une sensation de pesanteur dans le bas-ventre et plusieurs symptômes d'affections utérines. Mais le fait le plus remarquable de son histoire, c'est qu'elle était encore vierge, bien qu'elle fût mariée depuis vingt-cinq ans. Deux ou trois ans après son mariage, son médecin avait découvert au méat urinaire un petit tubercule sanguin qu'il enleva, mais sans avantage pour la malade. Il essaya alors de dilater le vagin avec des bougies graduellement plus volumineuses, ce qui amena d'intolérables douleurs sans le moindre profit.

« J'essayai d'examiner le vagin, mais je ne pus y réussir : le plus léger attouchement à l'orifice du vagin produisait des douleurs intolérables; tout le système nerveux fut violemment ébranlé; il y eut une agitation dans tous les muscles; elle tremblait comme dans le premier stade d'une fièvre intermittente. Elle poussait des cris, pleurait et présentait l'aspect le plus pitoyable de la terreur poussée jusqu'à l'agonie. Malgré toutes ces preuves évidemment involontaires de souffrances physiques, elle avait encore l'énergie morale de se maintenir sur le lit, et me suppliait de ne pas suspendre mon examen, s'il restait la moindre chance de découvrir quoi que ce soit au sujet de son inexplicable situation. Après avoir appuyé de toutes mes forces pendant plusieurs minutes, je réussis à introduire le second doigt dans le vagin jusqu'à la seconde phalange, mais pas plus loin. La résistance était si grande, et le rétrécissement du vagin si étroit, que le doigt était engourdi et que l'on ne découvrait qu'un spasme du sphincter du vagin. Il fut décidé que l'on éthériserait la malade, et, à ma grande surprise, dès qu'elle fut sous l'influence de l'éther, je trouvai l'orifice du vagin complètement relâché, le vagin lui-même à l'état normal et sans la moindre lésion. Il est fort remarquable que le spasme se soit produit avec la même intensité pour un examen avec le doigt qu'au moment des rapports sexuels. Cela tenait-il au mode d'examen, à la position de la malade sur le dos? Quand elle était placée sur le côté gauche, je n'ai jamais trouvé de difficulté à introduire mon doigt, bien que l'introduction de la verge ait été impossible. »

Cloisonnement du vagin.

Le conduit vaginal peut être cloisonné d'une manière complète ou incomplète; dans ce dernier cas, il peut n'être qu'une simple bride.

Parfois, la cloison partageant inégalement le vagin, on peut être amené à croire à l'existence d'un vagin unique jusqu'à ce que la duplicité vaginale soit révélée par une circonstance quelconque.

Les docteurs Béchet et Bois de Louri ont observé

deux prostituées ayant un vagin double ; ces femmes se croyaient fidèles à leurs amants en leur réservant exclusivement l'un des deux conduits vaginaux, tandis que l'autre appartenait au public.

Le plus ordinairement, le cloisonnement du vagin coïncide avec un utérus double ; il y a alors bien réellement deux vagins comme il y a deux utérus ; mais il arrive aussi parfois de rencontrer ces cloisons vaginales avec un utérus simple ; en pareil cas, la cloison est ordinairement incomplète.

Quand il y a lieu d'intervenir chirurgicalement, l'opération est fort simple ; dans deux cas soumis à mon observation, j'ai opéré de la manière suivante : ayant introduit à droite et à gauche un spéculum univalve jusqu'au col, et chacun de ces spéculums étant maintenu par un aide, la cloison vaginale se trouve complètement isolée et parfaitement sous l'œil de l'opérateur ; avec un bistouri à long manche introduit jusqu'au col, j'opère la section complète d'arrière en avant. La douleur est peu vive, l'écoulement sanguin peu abondant ; quand il ne s'arrête pas de lui-même, un léger tamponnement suffit pour en faire justice.

II. — VAGINISME

On désigne sous ce nom la contraction spasmodique du vagin et du sphincter de la vulve, qui peuvent être simultanément ou isolément atteints.

Cette contraction peut être passagère, intermittente, ou bien elle est continue et présente tous les caractères de la contraction. — Cette affection, essentiellement nerveuse et assez rare, du reste, semble appartenir plus spécialement aux classes sociales élevées, où la sensibilité, plus développée, prédispose davantage aux spasmes.

Le vaginisme se présente sous deux formes bien distinctes : dans l'une, l'extrême irritabilité de la femme détermine des contractions spasmodiques violentes du sphincter vaginal et des muscles adducteurs des cuisses, qui s'opposent aux rapports sexuels; dans l'autre, il y a contraction morbide des muscles, tout à fait analogue à la contraction douloureuse de la *fissure à l'anus.*

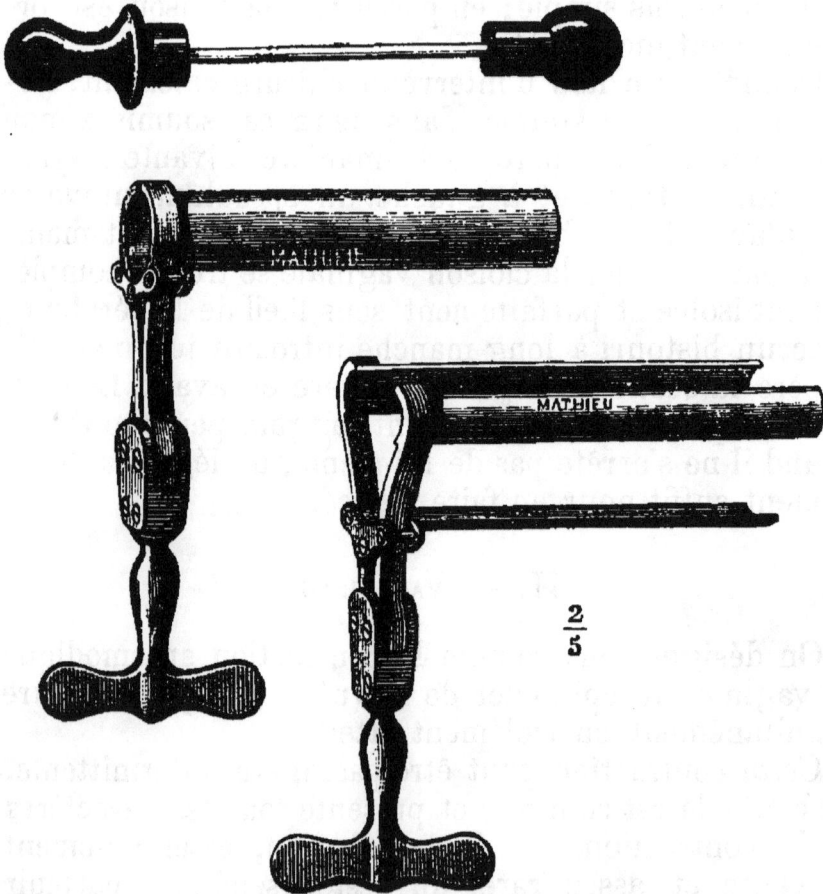

$$\frac{2}{5}$$

Dilatateurs pour vaginisme.

Les causes les plus fréquentes du vaginisme sont une maladie utérine, l'érosion, la dénudation épidermique des muqueuses vulvaire ou vaginale, l'inflammation de la fourchette, des spasmes de l'urètre, de la vessie ou du rectum, une éruption dartreuse, les gerçures ou fissures de la vulve, enfin l'irritabilité extrême de la membrane vulvo-vaginale avec complication d'hystérie.

Le plus souvent, la douleur est telle qu'elle supprime tout désir et tout plaisir sexuel; parfois, pourtant, il résulte des désirs non satisfaits des désordres nerveux considérables.

Traitement. — Après avoir étudié attentivement la maladie qui produit le vaginisme : fissures, ulcérations, spasmes urétraux, vésicaux, etc., on traitera avec soin ces diverses lésions. Si la contracture est simple, le mieux est, après avoir plongé la malade dans le sommeil anesthésique, d'opérer la dilatation brusque et de forcer l'anneau vulvaire au moyen de l'introduction de l'index et du médius de chaque main, que l'on écarte violemment ensuite, de façon à briser les muscles constricteurs.

La malade est soumise ensuite au repos pendant plusieurs jours, en même temps qu'à une médication émolliente : bains, cataplasmes, irrigations, etc.

La dilatation lente et progressive, aidée des fomentations narcotiques, des bains de siège, etc., peut dispenser parfois de la dilatation forcée. Chez deux malades très pusillanimes, j'ai obtenu la guérison par des suppositoires vaginaux répétés, associés à la dilatation lente et progressive.

III. — VAGINITE

La vaginite est l'inflammation aiguë ou chronique de la membrane muqueuse qui tapisse le vagin; on en compte trois variétés bien distinctes :

1° La *vaginite simple;*

2° La *vaginite virulente* ou *blennorrhagique;*

3° La *vaginite granuleuse.*

Vaginite simple. — La masturbation ou l'introduction de corps étrangers chez les petites filles, les premières approches sexuelles chez les jeunes mariées, le coït trop fréquent, les injections irritantes, la présence d'un corps étranger, un pessaire, par exemple, telles sont les causes ordinaires de la vaginite simple.

La malade accuse d'abord de la chaleur, puis de la cuisson et de vives démangeaisons aux parties sexuelles ; la douleur s'irradie dans le bas-ventre et dans les aines. La muqueuse vaginale devient framboisée, violacée, boursouflée. La miction devient fréquente et douloureuse, et le coït est rendu impossible par l'extrême sensibilité de la muqueuse vaginale.

Alors, apparaît l'écoulement muqueux d'abord, puis muco-purulent, puis purulent. Cette sécrétion inflammatoire tache et empèse le linge et peut communiquer à l'homme une blennorrhagie urétrale, qui, si elle n'a pas toute l'intensité de la blennorrhagie virulente, est assez sérieuse encore pour qu'on doive s'en garder avec soin, en évitant tout rapport avec les femmes atteintes de vaginite simple.

L'état inflammatoire sera combattu par le repos, les bains, les injections calmantes et émollientes, etc. ; quand les douleurs seront calmées, on fera justice de l'écoulement par les injections astringentes avec alun, sulfate de zinc, eau de Goulard, etc. On introduira dans le vagin des tampons imprégnés de glycérolé de tanin ou des sachets de gaze remplis d'une pâte de farine de graine de lin ou de fécule de pomme de terre.

Vaginite blennorrhagique ou virulente. — On désigne sous ce nom la vaginite qui a pour cause le dépôt du pus de la blennorrhagie sur la muqueuse vaginale. C'est donc la contagion qui est le caractère essentiel de la maladie.

Tout d'abord, les symptômes sont ceux de la vaginite simple ; mais, bientôt, ils deviennent plus intenses et plus aigus ; le pus devient épais, verdâtre et fétide ; les parois vaginales se tuméfient, et la malade ne peut plus guère ni marcher ni s'asseoir ; le pus qui s'écoule est tellement irritant, qu'il enflamme la peau des parties voisines, qui devient rouge et ne tarde pas à s'excorier.

Pendant cette acuité extrême de l'inflammation, tout examen au spéculum est impraticable ; on devra, pour tenter cette exploration, attendre que l'emploi des émollients ait amené une détente et une sédation des symptômes.

On constatera alors une rougeur framboisée ou violacée de la muqueuse vaginale.

Si l'on enlève le pus verdâtre qui la recouvre, on apercevra des érosions et des excoriations saignantes et douloureuses qui atteignent parfois le museau de tanche.

L'urétrite, la vulvite et l'adénite ou engorgement des ganglions de l'aine, sont des complications presque constantes de cet état, qui va parfois jusqu'à provoquer une fièvre plus ou moins vive.

De même que la blennorrhagie chez l'homme, la vaginite se propage souvent d'avant en arrière jusque dans les culs-de-sac antérieur et postérieur et au col utérin lui-même ; successivement aussi, guérissent les différents points envahis, si bien que, quand la muqueuse vaginale paraît avoir repris partout son aspect ordinaire, il n'est point rare de voir l'inflammation se maintenir dans les parties profondes, où elle peut devenir encore un foyer infectieux.

De là l'obligation étroite d'explorer minutieusement tous les points du vagin et du col et de ne permettre les rapprochements que lorsqu'on a la certitude absolue de l'intégrité complète des organes.

Traitement. — Contrairement à ce qui existe chez l'homme, le conduit malade, chez la femme, étant d'une exploration facile, permet l'application, sur tous les points envahis, des topiques médicamenteux. Ainsi s'explique l'efficacité du *traitement abortif* employé dès le début, et qui consiste à badigeonner la muqueuse vaginale avec un pinceau trempé dans une solution de nitrate d'argent concentré.

Si l'état aigu est déclaré dans toute son intensité, les grands bains, les bains de siège, les injections et irrigations émollientes et calmantes, les cataplasmes de fécule, etc., feront justice des accidents aigus.

L'écoulement sera combattu ensuite avec les injections astringentes d'alun, de sulfate de zinc, de tanin, à la dose de 5 à 10 grammes pour un litre d'eau.

Si l'écoulement résiste, les injections seront pratiquées avec le nitrate d'argent au millième, en même temps que des pansements seront faits, une ou deux fois par jour, avec des tampons imprégnés de glycérolé au cachou, au ratanhia ou au tanin.

Ces tampons agissent tout à la fois par l'action astringente et par l'isolement qu'ils imposent aux surfaces malades.

Vaginite granuleuse. — Celle-ci se caractérise par des granulations rouges qui occupent complètement ou partiellement la membrane muqueuse du vagin.

C'est ordinairement chez les femmes enceintes que l'on constate cette forme de la vaginite, laquelle reconnaît alors pour cause le fluxus sanguin dont les organes génitaux sont le siège pendant la grossesse.

Le pus sécrété est d'un blanc jaunâtre, et la douleur se borne au prurit vulvaire, parfois provoqué par l'écoulement.

Cette forme de la vaginite, sans être grave, est quelquefois tenace, malgré qu'on en triomphe le plus ordinairement par le badigeonnage au nitrate d'argent.

§ IV. — MALADIES DE LA MATRICE

Il n'est point d'organe qui soit plus sujet aux désordres fonctionnels ou organiques ; il n'en est point dont les lésions aient un retentissement aussi profond sur l'organisme tout entier.

La texture compliquée de l'utérus, ses fonctions multiples, les modifications profondes qu'il subit, soit dans son évolution, soit dans la fonction menstruelle, soit dans la grossesse et dans la parturition, expliquent, de reste, les maladies nombreuses auxquelles il est exposé.

Aux deux périodes extrêmes de la vie, l'utérus n'existe en quelque sorte que d'une façon rudimentaire et latente : dans l'enfance, il n'existe pas encore; dans la vieillesse, il n'existe plus.

Sa vie commence à se révéler quand vient la fonction menstruelle; elle s'éteint quand cette fonction disparaît.

Aussi, est-ce par l'étude de la menstruation et de ses troubles que nous commençons l'étude des maladies de matrice.

§ Ier. — MENSTRUATION

I. — MENSTRUATION NORMALE

Sous les noms de *menstrues, mois, règles, époques,* etc., on désigne l'écoulement sanguin qui se fait tous les mois par la matrice; cet écoulement existe chez toutes les femmes de tous les pays et de toutes les races. Son apparition marque l'époque nubile; elle persiste dans l'état de santé, hors le cas où la femme est enceinte ou nourrice.

L'époque de la première apparition des règles varie dans les différents climats et selon les tempéraments des femmes de la même contrée. Dans les pays chauds, les femmes sont réglées dès l'âge de huit à dix ans, quelquefois plus tôt. Cadidja n'avait que cinq ans quand Mahomet la prit pour femme, et, trois ans après, elle partageait son lit.

Dans les climats septentrionaux, tels que la Russie,

la Norvège, la Suède, la menstruation est beaucoup plus tardive.

En France, c'est entre treize et quinze ans que les jeunes filles commencent à être réglées. Généralement, la menstruation est plus précoce dans les villes que dans les campagnes : les excitations de la danse, les spectacles, la table, les plaisirs, parfois la masturbation, accélèrent la première apparition menstruelle.

Des modifications profondes dans l'économie générale sont les signes précurseurs de l'établissement de cette fonction. Le corps se développe, les formes extérieures s'arrondissent, les seins, jusque-là peu saillants, augmentent de volume, les hanches s'élargissent, et la coloration de la peau s'accentue; en même temps, le timbre de la voix devient moins aigu, et la jeune fille, qui semble comprendre qu'elle devient une femme, perd la candeur et la naïveté de l'enfant, pour devenir pensive et réservée.

Localement, elle accuse dans le bas-ventre et dans les reins un sentiment de pesanteur, de chaleur et de plénitude; elle se plaint de lassitudes générales; puis, apparaît un écoulement blanchâtre d'abord, légèrement sanguinolent ensuite, bientôt suivi de sang pur.

Cette évacuation cesse après trois ou quatre jours, pour reparaître ensuite périodiquement tous les mois.

Il n'est pas rare de voir la menstruation s'établir sans aucun signe précurseur. Cet écoulement sanguin épouvante les jeunes filles qui n'en sont point prévenues; aussi, ne saurais-je trop insister sur l'obligation qui s'impose aux mères d'instruire leurs filles de ce qui doit se passer, pour que celles-ci n'en soient ni étonnées ni effrayées.

Rien de plus variable que la quantité de sang perdu : chez certaines femmes, ce sont à peine quelques taches légères; d'autres éprouvent de véritables hémorrhagies; en moyenne, dans nos climats, les femmes perdent de 100 à 200 grammes de sang à chaque époque.

Le mariage est souvent favorable au développement de la fonction menstruelle : telle jeune fille, mal réglée, voit ensuite régulièrement après les premiers rapports et mieux encore après une première grossesse.

Les femmes d'une nature nerveuse sont en général mieux réglées que les femmes grasses ; les femmes des villes, excitées par les plaisirs du monde, par une alimentation plus sensuelle, par une vie plus fiévreuse, sont plus abondamment réglées que les femmes des campagnes, dont la tête est plus calme, l'imagination moins vive et les aliments moins excitants. Il n'est point de fonction qui exige, pour son accomplissement normal, plus de prudence et de réserve.

Chez certaines femmes, une émotion un peu vive, une nouvelle inattendue, supprime la fonction menstruelle. L'immersion des mains ou des bras dans l'eau froide, les boissons glacées, etc., suffisent souvent pour arrêter brusquement les règles et causer de graves désordres ; au surplus, en pareil cas, les mêmes causes ne produisent pas toujours des effets identiques : je connais des femmes chez lesquelles le mouvement et l'exercice favorisent l'écoulement menstruel ; j'en connais d'autres chez lesquelles le repos au lit est presque indispensable pour que l'écoulement sanguin se fasse normalement.

Malgré que les règles reviennent au moins tous les mois, on voit, chez beaucoup de femmes, les époques anticiper de deux ou quatre jours sur le terme du mois solaire, ce qui équivaut à peu près au mois lunaire. D'autres sont réglées tous les vingt-quatre, vingt ou dix-huit jours ; il en résulte souvent pour elles un véritable épuisement et une grande excitation nerveuse.

L'époque de la cessation des règles n'est point la même chez toutes les femmes ; mes observations m'ont conduit à formuler cette loi générale, que *la ménopause ou cessation des règles sera d'autant plus tardive que la première apparition menstruelle aura été plus précoce, et réciproquement.*

Il est facile de comprendre quelles modifications profondes résultent chez la femme de la cessation d'une fonction aussi importante que la menstruation. Il est assez rare que celle-ci disparaisse brusquement : plusieurs mois, parfois plusieurs années à l'avance, des irrégularités, des interruptions précèdent et font prévoir la cessation définitive.

Si parfois l'écoulement menstruel diminue progressivement à chaque mois, souvent aussi il augmente et se prolonge d'une façon presque indéfinie. Il n'est point rare de voir l'écoulement leucorrhéique s'établir à cette époque et persister un certain temps après la cessation de l'écoulement cataménial.

Sans exagérer les désordres fonctionnels organiques provoqués par la ménopause et dont les femmes grossissent souvent l'importance, il n'en faut pas moins reconnaître que, outre les symptômes habituels à cette période : douleurs dans les reins, dans les membres, dans la tête; vapeurs, désordres nerveux, etc., on voit éclater souvent aussi, à cette époque, les affections diverses de l'utérus, des seins et des viscères internes, tels que le foie, les reins, etc., que semble provoquer la véritable fonction circulatoire qui vient d'être interrompue. Hâtons-nous d'ajouter que, si tel est, dans des cas heureusement assez limités, le cortège pathologique de la ménopause, on voit bien souvent aussi disparaître à cette époque des souffrances qui avaient, jusque-là, torturé la vie de la femme. Il semble qu'une existence nouvelle commence, et l'on voit la santé se traduire d'une façon non équivoque, par la coloration du visage, le retour de l'embonpoint et le calme du système nerveux.

On sait que c'est au développement, que c'est à l'évolution d'un œuf dans l'ovaire que doit être rapportée la menstruation; aussi, l'absence de cette fonction est-elle un signe de l'absence de l'ovaire. L'ovaire, rudimentaire jusqu'à la puberté, prend, à cette époque, un développement notable : une de ses vésicules se gonfle, soulève, brise l'enveloppe ovarique et s'échappe, pour être saisie par le pavillon de la trompe et aspirée, en quelque sorte, dans la cavité de l'utérus, d'où elle sort ensuite avec le sang menstruel. La congestion ovarique s'étendant à l'utérus lui-même, la tension des vaisseaux utérins va jusqu'à la rupture, et l'écoulement menstruel a lieu.

A chaque nouvel ovule qui mûrit et se détache, correspondent les mêmes symptômes menstruels, et, quand tous ont successivement accompli leur migration, les règles disparaissent et, avec elles, l'aptitude à la fécondation.

II. — TROUBLES DE LA MENSTRUATION

A. — *Aménorrhée.*

On désigne sous ce nom, soit l'absence de la menstruation, soit l'arrêt d'une menstruation déjà établie, soit enfin une façon anormale dont peut se produire l'écoulement menstruel.

L'aménorrhée peut reconnaître pour cause une organisation incomplète de l'utérus et de ses annexes.

D'autre part, la fonction menstruelle peut exister en même temps que les obstacles s'opposent à l'écoulement du sang à l'extérieur; j'ai traité de cette question en parlant des vices de conformation du système utérin, et j'ai indiqué les moyens d'y remédier.

Aménorrhée simple.

Ici, les organes génitaux sont normalement constitués, et, pourtant, la menstruation ne s'établit pas.

Les femmes robustes et les femmes délicates y sont

également exposées : chez les unes et chez les autres, se produit en effet l'effort ou *molimen hémorrhagique*, qui subit une sorte d'avortement.

Chez les femmes vigoureuses, cet effort se traduit par la congestion de la face, des douleurs dans la tête, dans les reins, dans les aines, parfois un mouvement fébrile. Chez les femmes délicates, ce sont des désordres diges- tifs : dyspepsie, vomissements, etc.; des troubles respi- ratoires, des troubles nerveux qui révèlent le molimen menstruel impuissant. Rarement, l'aménorrhée n'est suivie d'aucun trouble dans la santé.

Il arrive parfois que le retard menstruel se rattache tout simplement à un développement tardif de la femme, mais, le plus ordinairement, c'est soit dans ses habitudes hygiéniques, soit dans son état de santé, qu'il faut en rechercher les causes.

La chlorose ou les pâles couleurs, les écoulements leucorrhéiques ou fleurs blanches coïncident le plus souvent avec l'aménorrhée; c'est en s'adressant à ces affections premières qu'on pourra provoquer l'établisse- ment de la fonction menstruelle : les toniques sous toutes les formes, les ferrugineux, les toniques du sys- tème nerveux, tels que le *valérianate d'ammoniaque de Pierlot*, le grand air, la promenade, les bains de mer, etc.; en un mot, toutes les ressources de la médication analeptique et reconstituante sont ici formellement in- diquées. — Que si l'on se trouve au contraire en pré- sence d'une malade vigoureuse et pléthorique, l'appli- cation de sangsues à la vulve, des sinapismes appliqués aux cuisses et aux jambes, les bains de pieds à la mou- tarde, les purgatifs et les infusions excitantes d'ar- moise, d'absinthe ou de safran, détermineront le plus souvent, sinon immédiatement, du moins avec un peu de persévérance, l'apparition de l'écoulement catamé- nial.

Plusieurs femmes éprouvent de vives souffrances à l'époque de leurs règles; on en triomphe assez facile- ment par les narcotiques et les émollients employés à l'intérieur et à l'extérieur : suppositoires opiacés et belladonés, lavements et cataplasmes laudanisés, bains prolongés, etc.

On retire souvent d'heureux effets de l'hydrothérapie sous ses formes diverses : douches en pluie ou en jet sur le ventre et sur les reins, drap mouillé, immersion rapide, etc. Les courants électriques, mettant en jeu l'appareil musculaire utérin, m'ont souvent donné les plus heureux résultats dans des cas rebelles à tous les autres moyens.

La médication interne est assez largement dotée contre l'aménorrhée ; qu'il nous suffise d'énumérer le safran, l'armoise, le seigle ergoté, l'apiol, la sabine, la rue, etc., tous médicaments qui sont loin d'être inoffensifs et demandent à être maniés par une main habile et prudente. N'oublions pas enfin celui qui offre tous les avantages de ces agents divers, sans en avoir les dangers et les inconvénients, je veux parler du *valérianate d'ammoniaque de Pierlot*, tonique puissant et précieux régulateur du système nerveux, presque toujours plus ou moins détraqué dans les maladies utérines.

Irrégularité menstruelle.

Les règles peuvent être troublées soit dans leur périodicité habituelle, soit dans la quantité et dans la qualité de l'écoulement menstruel. Les souffrances locales et générales qui correspondent à cet état ne diffèrent pas sensiblement de celles que nous venons de décrire pour l'*aménorrhée*, pas plus que les moyens à y opposer.

Suppression des règles.

Indépendamment d'une grossesse ou de l'âge, des causes diverses peuvent déterminer la suppression lente ou graduelle du flux menstruel ; telles sont : une *maladie* inflammatoire des viscères internes; pneumonie, pleurésie, péritonite, etc.; une affection chronique : phthisie, gastro-entérite, etc.; les fièvres éruptives ou autres. Le **refroidissement brusque** des extrémités, spécialement par l'immersion des mains dans l'eau froide pendant les règles; les **perturbations morales violentes**, telles que la colère, la peur, les émotions vives, pénibles ou même agréables; d'où l'on voit de quelles précautions doit s'entourer la femme au moment où s'opère la fonction cataméniale. Sous l'influence du désordre menstruel, éclatent parfois les symptômes de répercussions internes, spécialement dans l'utérus, et presque toujours des accidents nerveux ou congestifs : maux de tête, palpitations, spasmes; puis tous les effets d'un effort hémorrhagique impuissant; douleur et pesanteur dans le bas-ventre, dans les reins, dans le bassin, dans les cuisses, etc., tous symptômes qui s'amendent et disparaissent dès que reparaît l'écoulement menstruel.

Il importe donc d'examiner et de déterminer les causes qui ont provoqué la suppression des règles pour instituer un traitement rationnel. Si cette suppression se rapporte à une maladie aiguë ou chronique, c'est vers celle-ci seulement que devra être dirigé le traitement, et la réapparition menstruelle sera d'un pronostic éminemment favorable; dans les autres cas, on cherchera à rétablir les règles par les moyens déjà indiqués (pages 127 et 128).

B. — *Dysménorrhée.*

Menstruation douloureuse et difficile. — Difficulté et lenteur du flux cataménial, douleurs souvent aiguës l'accompagnant fréquemment, le précédant parfois; écoulement menstruel insuffisant dans certains cas, quelquefois nul, parfois assez intense, pour constituer une hémorrhagie : tels sont les caractères variés que peut revêtir la dysménorrhée.

Relativement à sa cause et à ses caractères, la dysménorrhée peut être divisée en

Dyménorrhée nerveuse, plus spécialement caractérisée par des spasmes et des douleurs dans l'utérus et dans les organes voisins. Ces symptômes apparaissent tantôt plusieurs jours avant l'époque menstruelle, tantôt au moment même de son apparition. Malaises vagues et indéfinissables, tendance à la mélancolie, recherche de la solitude, migraines plus ou moins violentes allant parfois jusqu'au vomissement ; douleurs de reins qui s'irradient dans les lombes, dans le bas-ventre, dans les cuisses ; froids et frissons : tel est le cortège des souffrances de la dysménorrhée, qui disparaissent d'ordinaire dès que l'écoulement se fait avec quelque régularité et d'une façon assez copieuse ; mais parfois aussi ce n'est que *goutte à goutte* que l'écoulement s'opère, produisant alors la *strangurie utérine*, analogue à la *strangurie vésicale*. Cet état, qui se rattache à une contracture du col, se termine souvent par l'expulsion d'un caillot et, consécutivement, par une sorte d'hémorrhagie qui annonce la fin de la menstruation.

C'est par les *narcotiques* et les *anesthésiques* qu'on luttera contre la *douleur* : l'opium et spécialement le laudanum en lavement, la jusquiame, la belladone, le chloroforme, l'huile de jusquiame chloroformée, l'éther, le chanvre indien uni au lupulin (1), seront successivement ou concurremment employés. En même temps, l'écoulement menstruel sera facilité par des infusions de tilleul et d'armoise chaudes et par le valérianate d'ammoniaque de Pierlot, ou les globules d'apiol de Joret de Homolle.

Pendant la crise, la malade se tiendra au lit, le ventre couvert de serviettes bien chaudes ; on fera des

---

(1)   Lupulin . . . . 1 gr.
         Extrait de chanvre indien. . . . . . 5 cent.
m. f. s. à cinq pilules à prendre : deux pilules le matin et trois le soir, partir de l'apparition des premiers accidents (Aran).

embrocations d'huile de jusquiame chloroformée, par-dessus lesquelles on appliquera des cataplasmes onc-tueux de farine de lin.

Pendant les deux ou trois jours qui devront précéder la crise de dysménorrhée, on s'efforcera d'en prévenir l'explosion par de grands bains émollients de son ou de gélatine, par des bains de siège dans des décoc-tions de morelle, de pavot, de jusquiame, de tilleul, par l'usage préventif du valérianate d'ammoniaque de Pierlot.

C'est surtout par ces derniers moyens que l'on com-battra l'élément spasmodique : si le **spasme** porte spécialement sur le *col*, ce dont on pourra s'assurer par la difficulté qu'éprouve le cathétérisme à franchir le canal cervico-utérin ; si tout démontre une contrac-ture de ce canal, on pratiquera sur le col des applica-tions belladonées, on dirigera sur ce point des vapeurs de chloroforme ou des douches d'acide carbonique, et, mieux encore, on introduira dans le canal cervico-uté-rin des bougies en gomme élastique enduites de pom-made belladonée, qui briseront la contracture par une modification de la vitalité analogue à celle que produit la même pratique à l'endroit des spasmes urétraux.

Dysménorrhée congestive. — Celle-ci se ren-contre le plus souvent chez les femmes robustes, mariées ou non. Un malaise général, des bouffées de chaleur à la tête, de la courbature, quelquefois un mouvement fébrile, de l'agacement, de la contracture, une sensa-tion de pesanteur et des coliques, tel est l'ensemble des symptômes, qui s'amendent ou cessent dès qu'appa-raît l'écoulement menstruel.

Ces symptômes coïncident avec un état de chaleur et de tuméfaction du col utérin, rappelant l'engorgement de cet organe; l'abus ou la privation des fonctions gé-nésiques peuvent également produire la dysménorrhée congestive; aussi la rencontre-t-on aussi bien chez les filles qui font commerce de leur corps que chez les jeunes veuves ou les vieilles filles.

Le repos, l'application sur le ventre de cataplasmes chauds et émollients, les injections vaginales chaudes, les tisanes d'armoise, suffisent d'ordinaire pour faire justice de cet état ; dans les cas rebelles et avec une malade vigoureuse, la saignée, l'application de sang-sues aux cuisses et les scarifications du col utérin seront employées avec succès.

Dysménorrhée membraneuse. — Il arrive par-fois qu'à chaque menstruation une sorte de *fausse mem-brane* est expulsée ; elle présente une forme triangu-laire et est d'un rouge assez vif. Malgré que la cause et l'essence de cette production morbide restent encore un peu obscures, tout semble démontrer qu'elle est le produit de l'état congestif des vaisseaux utérins ana-logue à la *caduque* et expulsée avec le sang menstruel.

Le traitement ne diffère pas sensiblement de celui de la dysménorrhée ordinaire. Les cautérisations du col et même de la cavité utérine pratiquées dans la période intermenstruelle ont donné des résultats favorables.

C. — *Hémorrhagies utérines.*

Nous n'envisagerons ici que les hémorrhagies qui se produisent en dehors de la gestation ; désignées par les femmes sous le nom de pertes, elles présentent deux cas bien tranchés : ou l'hémorrhagie se produit au mo-ment de l'écoulement caaménial dont elle ne paraît être qu'une exagération, c'est la *ménorrhagie ;* ou elle est indépendante de la menstruation et devient la *mé-trorrhagie.*

L'hémorrhagie utérine peut, au surplus, se produire sous diverses formes : soit que l'évacuation normale se trouve augmentée, soit que la durée des règles se pro-longe, soit que les époques menstruelles reviennent plus fréquemment, par exemple deux fois par mois, ainsi qu'il arrive souvent chez certaines femmes.

Nous ne nous occuperons pas ici des affections diver-ses, *ulcérations, granulations, cancers, polypes, ramol-*

lissement du tissu utérin, *fongosités, ulcérations, exfoliations, corps fibreux*, etc., etc., dont l'hémorrhagie est souvent le symptôme ; nous n'étudierons que la *métrorrhagie essentielle*, c'est-à-dire celle qui, se rattachant à des troubles menstruels, ne peut être attribuée à une lésion organique de l'utérus.

La **métrorrhagie essentielle** ne saurait être niée, puisqu'il existe des cas authentiques où la mort en est résultée, en dehors de toute lésion cadavérique autre que le ramollissement et l'ecchymose de la muqueuse utérine. Elle est fréquente surtout à l'époque de la ménopause (âge critique), tantôt marquant le terme de la menstruation, tantôt se reproduisant à des époques indéterminées.

La structure éminemment vasculaire de l'utérus, la fréquence de ses mouvements fluxionnaires prédisposent cet organe aux écoulements hémorrhagiques que viennent favoriser le tempérament lymphatico-nerveux et la chloro-anémie qui favorisent surtout les hémorrhagies passives ; enfin les actions physiques : coups, chutes, traumatismes divers, excitations sexuelles, coït exagéré, etc., peuvent agir comme causes déterminantes.

§ II. — DE LA LEUCORRHÉE

PERTES BLANCHES, FLUEURS OU FLEURS BLANCHES, ETC.

On désigne sous ces différentes appellations : *un écoulement morbide produit par l'exagération et la perversion des sécrétions normales des organes génitaux.*

La **leucorrhée** doit être étudiée quant à son siège et quant à sa nature.

I. — SIÈGE

La **leucorrhée vulvaire** est fréquente chez les petites filles, spécialement chez les scrofuleuses et les dartreuses : rarement elle s'étend au vagin. La dentition chez les jeunes enfants, les habitudes vicieuses chez les petites filles, la grossesse chez les femmes, produisent le plus souvent ces écoulements vulvaires qu'entretiennent la malpropreté et l'âcreté de la sécrétion sébacée, d'où leur odeur aigre et caséuse caractéristique. La chaleur, le gonflement des grandes et des petites lèvres, l'inflammation des parties voisines, rendent la marche pénible et douloureuse, et le linge est taché d'un liquide jaune ou grisâtre plus ou moins purulent.

La **leucorrhée vaginale** se produit fréquemment chez la femme par suite d'excitations sexuelles, d'excès vénériens, de blennorrhagies ou par suite de grossesse.

Le liquide, baignant la vulve, y excite un prurit incommode et parfois douloureux : il s'écoule d'une manière à peu près continue, surtout chez les femmes enceintes ; chez les vierges le liquide leucorrhéique peut s'accumuler dans le vagin avant son expulsion au dehors. Souvent *laiteux*, parfois très fluide, d'autres fois un peu épais, il n'est jamais visqueux ni glutineux, ce qui le différencie des écoulements *utérins* proprement dits. En cas de vaginite ou de blennorrhagie l'écoulement vaginal devient jaune verdâtre, purulent et irrite vivement la vulve.

La **leucorrhée utérine** est fréquente chez les jeunes filles chlorotiques et chez les femmes enceintes ; ordinairement elle reconnaît pour cause une maladie de l'utérus, le plus souvent un catarrhe, parfois une affection dartreuse, syphilitique ou rhumatismale, souvent aussi un état organique ; polypes, granulations, ulcérations, tumeur fibreuse, etc., etc. Au lieu qu'il soit continu, l'écoulement ne se produit que d'une manière intermittente : des coliques et des tranchées utérines correspondant aux contractions par lesquelles l'utérus chasse le liquide morbide sécrété. Ce liquide, essentiellement *visqueux* et *glutineux*, adhère à la muqueuse, dont il ne se détache que quand sa masse est assez considérable pour être entraînée par son propre poids. Gé-

néralement *gluant*, albumineux, semblable à du blanc
d'œuf, il est tantôt limpide et transparent, tantôt jaune
ou verdâtre, selon qu'il est muqueux ou purulent.

Fausse leucorrhée. — Tels sont les caractères des
leucorrhées vulvaire, vaginale et utérine, qu'on se gar-
dera de confondre avec des *fausses leucorrhées*, c'est-à-
dire avec des écoulements de liquides étrangers aux sécrétions morbides de l'appareil génital : tels sont les
écoulements qui suivent la décomposition des caillots
retenus dans la cavité utérine ; l'écoulement dû à la
décomposition du produit de la conception, l'écoulement
spécialement fétide du cancer, des abcès, de la tuberculisation utérine, des môles utérins, des polypes, etc., etc.,
toutes choses qu'il sera facile de distinguer par un
examen attentif.

II. — NATURE DE LA LEUCORRHÉE

A. — *Leucorrhée essentielle ou idiopathique.*

Niée par quelques-uns, exagérée par d'autres, la
leucorrhée essentielle occupe certainement une place
dans la pathologie utérine. C'est un flux anormal de la
muqueuse génitale, analogue à la blennorrhée, à la
bronchorrhée, aux sudations excessives... et que favorisent soit une atonie générale, soit une irritation légère des organes utérins, soit l'état chlorotique.

Les climats froids et humides, le séjour des villes, le
régime débilitant, y prédisposent d'une manière incontestable; l'influence du cafe au lait est si évidente que
son action semble élective sur l'utérus au même titre
que celle de la belladone sur l'iris, de la digitale sur le
cœur.

Sous l'influence de ces causes prédisposantes, un
trouble fonctionnel peut provoquer l'établissement de la
leucorrhée; le plus souvent c'est l'aménorrhée compli-

quée de la chlorose : chez les filles atteintes de ce double état, il semble que la fluxion utérine soit insuffisante pour produire l'hémorrhagie; elle n'aboutit qu'à un flux séro-muqueux ou muco-sanguinolent, qui ne paraît qu'à l'époque menstruelle ou qui, se prolongeant dans la période intermenstruelle, augmente périodiquement à l'époque des règles.

Parfois c'est au trouble fonctionnel d'un autre organe qu'il faut rapporter la leucorrhée : la suppression d'un exutoire, de la diarrhée, des hémorroïdes, de l'allaitement, etc., etc., peuvent la produire : c'est alors la **leucorrhée métastatique**.

Enfin, chez les malades prédisposées, une irritation locale peut suffire pour provoquer l'écoulement leucorrhéique : l'abus du coït, l'onanisme chez les petites filles, l'avortement, la grossesse, la menstruation qui souvent est précédée ou suivie d'écoulement blanc... toutes causes qui peuvent produire même l'inflammation de la vulve, du vagin et de l'utérus.

B. — *Leucorrhée symptomatique.*

La **leucorrhée catarrhale**, de beaucoup la plus fréquente, reconnaît pour causes extérieures celles qui déterminent le plus souvent les catarrhes des autres muqueuses : le coryza, le catarrhe bronchique, la diarrhée, etc., etc. — Le froid est le plus fréquemment le vrai coupable, soit qu'on s'y expose brusquement pendant la transpiration, soit qu'on se soit exposée à un courant d'air froid pour satisfaire un besoin naturel, qu'on se soit assise dans un lieu frais ou humide. A Paris, quand il devint à la mode de faire du pont des Arts un lieu de réunion ou de promenade, les dames qui vinrent s'y asseoir furent atteintes par l'air frais et humide de la Seine et il en résulta une sorte d'épidémie leucorrhéique.

L'action d'un air sec et un peu chaud, le changement de climat, l'usage des balsamiques, des astringents et des toniques à l'intérieur et de topiques appropriés réussissent ordinairement ici.

Qu'il soit *aigu*, ce qui est assez rare, ou *chronique*, ce qui est le plus ordinaire, le catarrhe utérin se caractérise par le liquide visqueux, glutineux, semblable à du blanc d'œuf que nous avons déjà décrit page 38 et par une douleur hypogastrique qui revêt parfois le caractère de tranchées et de contractions utérines; puis survient de la dysménorrhée, parfois de la métrorrhagie symptomatique de quelque état morbide : fongosités, granulations, ulcérations, etc., etc. Aux douleurs utérines s'ajoutent de la gastralgie, des tiraillements à l'épigastre, à la région dorsale, entre les deux épaules : la dyspepsie survient avec les renvois, les aigreurs, les vomissements, le météorisme et des selles douloureuses et glaireuses; la miction pénible expulse des urines troubles et mucopurulentes, et le tout s'accompagne de l'amaigrissement, de la langueur et de cet aspect spécial des traits connu sous le nom caractéristique de *facies utérin*.

Le doigt qui pratique le toucher constate de la sensibilité au col et ramène un mucus glaireux; vu au spéculum, le museau de tanche présente, spécialement à la lèvre inférieure, des exulcérations, des granulations, des kystes folliculaires, causes ou effets de l'affection catarrhale de l'utérus.

La **leucorrhée scrofuleuse** est fréquente chez les enfants; la **leucorrhée blennorrhagique**, fréquente chez les adultes, siège plutôt à la vulve et au vagin qu'à l'utérus, et se caractérise par un écoulement purulent, jaune verdâtre, contagieux, se propageant facilement à l'urètre.

Les **leucorrhées dartreuses ou herpétiques** se reconnaîtront à leur propagation à la vulve, aux grandes lèvres, à la face interne des cuisses, à l'anus, qui se recouvrent de pustules d'impétigo, de vésicules d'herpès ou d'eczéma, ou sont envahis tout au moins par un érythème ou un intertrigo sécrétant.

Traitement. — Passant facilement à l'état chronique,

la leucorrhée catarrhale, comme le catarrhe vésical, comme le catarrhe bronchique, est une affection essentiellement tenace et rebelle, amenant le dépérissement des malades, et à laquelle, partant, il est urgent d'opposer un traitement sérieux et persévérant, d'autant qu'on doit toujours compter avec les rechutes parfois désespérantes; on les préviendra par une hygiène sévère, par les toniques sous toutes les formes : amers, ferrugineux, bains de mer ou de rivière, hydrothérapie, injections astringentes, parfois aussi par la continence absolue pendant un certain temps.

Chez les femmes phthisiques, on devra s'abstenir de traiter autrement que par des soins de propreté les écoulements leucorrhéiques; leur suppression ne manquerait pas d'aggraver les accidents respiratoires et d'abréger les jours des malades.

Le *traitement général* peut suffire dans certains cas pour triompher des écoulements leucorrhéiques; les **névropathies** seront combattues par les sédatifs, les antispasmodiques, spécialement par le *valérianate d'ammoniaque de Pierlot;* l'état chloro-anémique par les ferrugineux, les analeptiques et l'hydrothérapie. En même temps, on évitera les refroidissements en couvrant le corps de flanelle et en pratiquant des frictions sèches sur toute la surface de la peau; pour agir plus efficacement sur celle-ci, on produira une véritable révulsion aiguë, en promenant sur le corps et sur les membres des rubéfiants, en même temps qu'on provoquera une révulsion intestinale par des purgatifs répétés.

§ III. — CONGESTION DE LA MATRICE

L'afflux exagéré et permanent du sang dans une portion ou dans la totalité de l'utérus constitue la congestion de cet organe : il en résulte pour la matrice une augmentation variable de volume et de poids, et pour la malade une sensation plus ou moins accentuée de douleur et de chaleur.

Une tumeur quelconque, agissant à la façon d'un corps étranger, irrite les parois utérines et provoque un afflux sanguin; de là, les hémorrhagies, si fréquentes en pareil cas; les affections de l'ovaire, des trompes, des ligaments larges agissent dans le même sens en provoquant des bouffées congestives de l'utérus.

La pléthore et l'anémie peuvent produire les mêmes phénomènes congestifs : la **pléthore** en provoquant un engorgement des vaisseaux utérins; l'**anémie** en amenant une prédominance des éléments liquides du sang qui transsudent à travers les parois vasculaires et viennent imprégner le tissu utérin qui se congestionne et s'engorge.

A l'âge critique, la congestion remplace souvent l'écoulement menstruel qui manque; l'abus du coït, l'onanisme, la surexcitation qui résulte d'une imagination lascive, provoquent également les symptômes congestifs de la matrice.

Une pesanteur incommode, des douleurs vésicales, des troubles digestifs, caractérisent ordinairement cet état; ces symptômes peuvent n'apparaître qu'à l'époque menstruelle, constituant alors une forme de dysménorrhée; ils peuvent être permanents et continus avec exacerbation coïncidant avec le retour des règles, la constipation ou des émotions morales.

Le toucher fait reconnaître alors un utérus plus gros, plus lourd, un col et un vagin plus chauds; en même temps, on constate parfois un écoulement muqueux ou sanguinolent et une sorte de *dysurie* caractérisée par une miction plus fréquente accompagnée de picotements et de cuisson.

La congestion se distinguera de la métrite par sa durée plus courte et par l'absence de douleur quand on comprime le bas-ventre.

Les purgatifs, les bains tièdes, les injections émollientes, les lavements laudanisés suffisent le plus ordinairement; dans la *pléthore*, on aura recours aux déplétions sanguines, de même qu'on administrera les toniques si la congestion est sous l'influence de l'*anémie*.

§ IV. — MÉTRITE

La métrite, ou inflammation de la matrice, peut affecter soit la membrane muqueuse qui tapisse le col et la cavité, soit le parenchyme lui-même de cet organe.

I. — MÉTRITE DE LA MUQUEUSE UTÉRINE

C'est surtout au col que siège cette inflammation ; elle y revêt des formes multiples : tantôt c'est la simple congestion, tantôt c'est la métrite *granuleuse*, tantôt c'est l'*ulcération du col*.

A. — *Congestion du col.*

La richesse vasculaire du col utérin, le nombre de ses glandules sécréteurs, sa situation déclive, toutes ces circonstances s'unissent pour provoquer l'état congestif du segment inférieur de l'utérus; c'est à ces mêmes causes qu'il faut attribuer la fréquence des diverses affections que nous avons déjà décrites sous les noms d'*aménorrhée*, de *dysménorrhée*, de *leucorrhée*, etc., etc.

L'exagération du molimen congestif mensuel, non moins que les troubles menstruels, sont des causes fréquentes de congestion auxquelles il faut ajouter les grossesses et les accouchements répétés, les excès vénériens, les injections irritantes, la présence de corps étrangers dans le vagin, tels que les pessaires, les éponges, etc., etc.

La malade est avertie d'abord, par des douleurs nerveuses sympathiques, de la congestion du col; puis, les règles deviennent irrégulières, un écoulement blanc visqueux apparaît; les rapports sexuels deviennent douloureux, et, si la grossesse survient alors, elle se termine souvent par une fausse couche.

Ces divers symptômes, variables et sans précision, prendront une signification par le toucher, qui révélera un col élargi, ramolli et dépressible; son orifice semble agrandi et comme crevassé, et l'une des lèvres déborde l'autre; par le spéculum, qui fera reconnaître un col tuméfié, d'une coloration rouge allant parfois jusqu'au violet : de l'orifice utérin, plus ou moins ouvert, s'échappe un liquide opaque, épais et visqueux.

A ces signes, on reconnaîtra l'*engorgement du col de la matrice*.

B. — *Métrite du col de la matrice.*

On désigne sous ce nom l'inflammation de la muqueuse qui tapisse le col et la cavité dont il est creusé.

Indépendamment des symptômes de la congestion, on constate ici une induration du tissu même du col qui, devenu plus lourd, se déplace et s'abaisse.

Sur la surface du col apparaissent diverses éruptions papuleuses, vésiculeuses ou parfois diphtéritiques; elle saigne au moindre attouchement, et, particulièrement, si l'on détache, avec un bourdonnet de ouate ou de charpie porté au bout de longues pinces, le mucus visqueux qui la recouvre.

Plus douloureuse que la congestion, la métrite du col rend presque impossibles les rapprochements sexuels et s'accompagne de leucorrhée et de ménorrhagie beaucoup plus abondantes.

C. — *Métrite ulcéreuse.*

Après une durée généralement longue, la métrite du col provoque des ulcérations de la muqueuse : tantôt c'est une érosion légère, tantôt une plaie véritable, à bords irréguliers, offrant tous les caractères de l'ulcère.

Elles débutent d'ordinaire, au pourtour de l'orifice du col, par une vésicule qui se dessèche. Elles envahissent, de proche en proche, la cavité du col, et même celle du corps, si bien que l'ulcération externe peut être guérie sans qu'il en soit de même à l'intérieur. Souvent, elles sont accompagnées ou suivies de saillies molles et rouges ; ce sont les *fongosités* utérines qui produisent des pertes sanguines, spécialement après les rapports sexuels.

Souvent aussi, l'ulcération s'étend en profondeur et en surface ; ses bords sont irréguliers, parfois durs et rugueux, le fond granuleux est recouvert de pus. En même temps que le spéculum reconnaît les lésions que nous venons de décrire, le toucher constate que le col est plus volumineux et que la matrice s'est notablement abaissée.

Inutile d'ajouter que, indépendamment des écoulements rouges qu'il provoque, le coït devient absolument insupportable.

D. — *Métrite granuleuse.*

C'est là une des formes les plus fréquentes de la métrite du col. Les *granulations* sont constituées par la saillie des papilles muqueuses de cet organe. Leur volume varie entre la grosseur d'un grain de moutarde et celui d'un pois. Petites, elles se présentent sous la forme d'un semis blanchâtre ; molles, fongueuses, saignant au moindre contact, elles donnent au col un aspect *framboisé*. Le doigt constate leur existence et le spéculum permet d'étudier leur nature.

Des diverses variétés d'inflammations utérines, la métrite granuleuse est la plus tenace et celle qui demande le traitement le plus méthodique et le plus attentif. L'abus du coït, en provoquant la surexcitation des papilles vasculaires de la muqueuse, est une des causes les plus fréquentes des granulations que peuvent produire également les corps étrangers et spécialement les pessaires.

Traitement des diverses formes de métrite de la muqueuse utérine.

Les règles que nous traçons page 138 pour la métrite parenchymateuse du corps de la matrice sont applicables ici : les formes *ulcéreuse* et *granuleuse* exigeront une médication topique spéciale que nous avons déjà exposée pages 83 et suivantes.

II. — MÉTRITE DU CORPS DE L'UTÉRUS

C'est ici l'inflammation du parenchyme utérin qui se présente à l'état aigu ou à l'état chronique (engorgement utérin).

1º *Métrite aiguë.*

L'inflammation parenchymateuse de la matrice atteint la femme à partir de la puberté ; chez les vierges, elle reconnaît pour causes : la répétition des congestions menstruelles, les coups ou blessures accidentelles, l'action vive du froid, spécialement à l'époque des règles.

Chez les femmes mariées, les accouchements prématurés, les avortements, surtout quand ils ont été provoqués par des manœuvres coupables, les grossesses répétées, les excès vénériens, les troubles menstruels, en sont les causes les plus ordinaires.

L'accouchement normal est parfois suivi d'une inflammation aiguë de l'utérus : c'est la *métrite puerpérale ;* quand le péritoine est envahi et qu'il y a infection purulente, c'est la *fièvre puerpérale*, affection redoutable qui sévit surtout dans les hôpitaux.

Le toucher fait reconnaître une augmentation de poids et de volume, de température, de sensibilité ; le spéculum permettra de constater les modifications dans l'aspect et la coloration du tissu utérin, le degré et la nature de l'écoulement qui accompagne la métrite.

Le bas-ventre est le siège de douleurs plus ou moins vives que tout mouvement et toute pression exagèrent ; des élancements, des tiraillements se font sentir dans les reins, dans les cuisses, dans les aines ; puis survient une constipation souvent opiniâtre ; en même temps, les digestions sont difficiles, et les malades tombent dans une tristesse dont rien ne peut les distraire.

La *stérilité* est une conséquence fréquente de la métrite ; quand d'aventure la femme devient enceinte, elle arrive rarement à terme ; du reste, les rapports sexuels deviennent douloureux, et la femme ne s'y soumet qu'avec une extrême répugnance.

Traitement. — Soustraire la malade à toute cause d'excitation, la condamner à l'immobilité, même à garder le lit si les douleurs sont vives ; couvrir le ventre de cataplasmes laudanisés, d'embrocations avec baume tranquille, huile de camomille camphrée, huile de jusquiame chloroformée ; administrer des injections émollientes et calmantes avec décoction de graine de lin, de guimauve, de morelle, de pavot ; entretenir la liberté du ventre par des lavements tièdes : telles sont les premières mesures à prendre dans la métrite aiguë.

Ces moyens seront secondés par les boissons émollientes, les grands bains, et spécialement par les bains de siège d'eau de mer ou d'eau de guimauve.

En cas d'insuffisance de ces moyens, les sangsues, les ventouses, les vésicatoires pourront être indiqués, mais le médecin sera seul juge de l'opportunité de leur emploi.

2° *Engorgement de la matrice.*

L'*engorgement*, voilà l'affection typique, spéciale à

l'utérus; c'est avec lui qu'on doit compter dans presque tous les états morbides de la matrice, où il joue, tour à tour, le rôle d'effet, de cause ou de complication. Ce n'est pas une des moindres conquêtes de l'école actuelle d'avoir nettement établi cette entité morbide et d'avoir déduit les conséquences pratiques importantes qui en découlent.

On peut définir l'engorgement une tuméfaction permanente qui résulte de l'infiltration, dans le tissu normal utérin, d'une substance amorphe plus ou moins liquide.

Cet état se distingue de l'inflammation et de la fluxion par l'absence de la douleur inflammatoire de la métrite.

Sensation de gêne, de plénitude dans le bassin, tiraillements dans les aines et dans les lombes, douleur gravative au périnée et au rectum, prurit vulvaire, parfois écoulement muqueux ou muco-purulent, tels sont les symptômes accusés par les malades.

Si l'on pratique le toucher et la palpation, on constate une augmentation de volume de la matrice; la portion vaginale du col est souvent développée à ce point qu'aucun spéculum ne peut l'embrasser; ses lèvres sont renversées en dehors, et souvent l'une est notablement plus grosse que l'autre; que si l'index, plongé profondément, cherche à imprimer à l'utérus un déplacement dans sa masse totale, il le trouve comme enclavé et immobile, il se heurte à une surface rénitente, sensation toute différente de celle fournie par le toucher dans la métrite.

L'engorgement se distingue de l'œdème en ce que, dans l'œdème, le col, quoique volumineux et distendu, est mou au toucher et dépressible, pâle et blafard.

La fluxion s'en distingue par la rapidité de l'invasion et sa disparition rapide, par les alternatives d'augmentation et de diminution également brusques, par des douleurs plus aiguës et plus irrégulières.

La congestion se reconnaîtra à la coloration violacée

du col, aux souffrances plus vives dans les lombes, dans le bassin, dans la vessie et dans le rectum, à un ensemble de symptômes locaux et généraux plus persistants, quoique moins aigus.

Enfin, la métrite s'en distinguera par la spontanéité des douleurs lancinantes, par la chaleur communiquée au doigt qui pratique le toucher, par la fièvre plus ou moins vive, selon l'intensité de l'inflammation utérine.

Un fait qu'il importe de bien établir et qui est généralement peu connu, c'est que l'inflammation vraie et franche est aussi rare dans l'utérus que la congestion et la stase sanguine y sont fréquentes; c'est qu'en effet mille causes viennent entraver ici la circulation en retour: les émotions vives, si fréquentes chez les femmes, l'état de réplétion de la vessie et du rectum, l'usage du corset, les congestions périodiques de la menstruation, qui, pour peu qu'elles ne se maintiennent pas dans des limites physiologiques ou qu'elles soient troublées dans leur évolution normale, prennent bientôt un caractère morbide et deviennent le point de départ de fluxus d'autant plus fréquents et d'autant plus faciles qu'ils se sont déjà produits antérieurement.

Notons, en outre, qu'il n'est guère d'état morbide qui ne réagisse sur la menstruation, de même que, réciproquement, les désordres menstruels retentissent sur la santé générale.

La prédominance dans le col des fibres musculaires transversales, au détriment des fibres longitudinales, en même temps que l'étranglement normal qui indique la séparation du col et du corps, sont une double cause des flexions au niveau de l'isthme cervico-utérin quand des efforts viennent à se produire sur les faces ou sur le fond de l'utérus.

De plus, pendant la grossesse, la vascularisation exagérée de la matrice se produit aux dépens de l'élément musculaire auquel il enlève sa tonicité.

Que si, après la mort, on examine un utérus atteint d'engorgement chronique, on constate, avec Scanzoni, une hypertrophie plus ou moins considérable du tissu conjonctif.

Parfois alors se produisent des épanchements sanguins résultant de la rupture des vaisseaux dilatés ; d'autres fois, la stase sanguine produit les altérations pathologiques du catarrhe chronique de l'utérus, altérations qui atteignent souvent jusqu'à la muqueuse du col, où elles se caractérisent soit par de simples érosions, soit par des ulcérations véritables.

C'est surtout à l'engorgement que sont imputables les *versions* utérines : l'utérus, entraîné par son poids excessif et insuffisamment maintenu, bascule soit en avant, *antéversion*, soit en arrière, *rétroversion*, ou bien ploie simplement de façon à présenter des flexions antérieures ou postérieures, lesquelles peuvent offrir tous les degrés, depuis l'inclinaison légère jusqu'à la version véritable.

Les conditions qui favorisent la gestation donnent à la matrice une mobilité qui la dispose aux déplacements divers : que ses ligaments soient suffisamment relâchés, son poids la précipitera en bas en même temps qu'elle s'inclinera en avant.

Que le ligament rond, qui soutient l'utérus en avant, subisse, après la parturition, un retrait incomplet et insuffisant, la déviation en arrière pourra se produire, de même que la rétroversion et l'abaissement seront facilités par le relâchement des ligaments utéro-sacrés.

Notons enfin comme causes d'anteflexion : l'état de réplétion du rectum, qui porte le col en avant et en haut ; la pression de l'intestin dilaté par les gaz ; la plénitude de la vessie, etc., etc.

Le *traitement* comportera des indications multiples : on détournera les *mouvements fluxionnaires* par les révulsifs appliqués à la peau ou à l'intestin, par l'hydrothérapie telle que nous l'avons formulée (page 67), par l'application des sangsues au col utérin (page 61).

La résorption des liquides infiltrés sera obtenue par les agents de la médication fondante et résolutive, préparations mercurielles et iodées administrées à l'intérieur et comme topiques sur le col utérin.

Les bains de siège tièdes, matin et soir, les injections vaginales, les sachets émollients appliqués sur le col, seront employés avec fruit, en même temps qu'on administrera à l'intérieur des laxatifs légers et les eaux alcalines de Marienbad et de Kissengen, les bains de Vichy et de Lamalou, etc., etc.

L'état diathésique devra être étudié et traité avec soin : préparations arsénicales contre l'état dartreux ; bains sulfureux contre l'état rhumatismal, préparations iodées dans la scrofule ; les cautérisations du col par le fer rouge sont souvent un des moyens héroïques à opposer à l'engorgement (page 83).

C'est dans l'engorgement utérin que la faradisation trouve son application la plus efficace et donne les plus beaux résultats : réveillant l'appareil musculaire de l'utérus, excitant les contractions, rendant au système circulatoire l'activité perdue ; il favorise puissamment la résorption des liquides épanchés. Nous allons exposer tout à l'heure cette méthode thérapeutique.

Des désordres hystériques et de leur connexion avec les maladies de l'utérus.

Le fait d'avoir groupé sous le nom d'*hystérie* (1) les troubles nerveux, si divers, spéciaux à la femme, démontre bien que, de tout temps, les médecins ont supposé ou soupçonné que le siège organopathique de ces symptômes étranges résidait dans l'utérus, et que ceux-ci n'étaient que des phénomènes sympathiques, aujourd'hui dits réflexes, d'un état morbide de l'appareil générateur ; toutefois, l'impossibilité d'établir les relations de cause à effet avait fait reléguer les troubles hystériques dans l'ordre des névroses, et, partant, on ne leur

---

(1) υστερα, utérus.

opposait que la médecine du symptôme, laquelle n'a jamais eu la prétention d'être curative.

Or, s'il est vrai que ces désordres se rattachent souvent à une lésion nerveuse peu importante et à l'existence d'une faiblesse locale, il n'est pas moins certain que les excitations et les influences émanant d'un utérus malade contribuent puissamment à la production et à la ténacité de ces désordres, lesquels ne peuvent être victorieusement combattus qu'à la condition de viser tout d'abord les lésions utérines et d'en triompher préalablement.

Sans doute, cette cause déterminante n'est pas la seule ; tous les médecins connaissent le rôle joué dans la production hystérique par l'anémie, qui dispose aux névralgies, et par la chlorose, qui dispose aux convulsions ; mais on connaît moins l'action exercée sur l'économie générale par les désordres de la circulation utérine. Tripier a insisté sur la relation qui existe entre les *stases* de certains organes et les *congestions* de quelques autres, congestions complémentaires en quelque sorte. « Les congestions céphaliques, cardiaques, pul-
« monaires, qui viennent si souvent compliquer les
« stases hémorroïdaires, l'établissement difficile de la
« menstruation et sa cessation, en sont les exemples les
« plus frappants. » A cette occasion, il a établi, par des faits thérapeutiques, que j'ai pu vérifier et établir moi-même, la relation de cause à effet entre ces troubles différents de la circulation, montrant que l'application des courants d'induction dirigés contre les stases abdominales avaient raison des phénomènes congestifs, ayant leur siège à la partie supérieure du corps, aussi promptement qu'une saignée dérivative.

En résumé, trois ordres d'indications se présentent quand on est en présence des troubles hystériques :

1° Celles qui intéressent l'élément nerveux, c'est-à-dire la thérapeutique du symptôme, dont on connaît la valeur purement palliative et l'inanité curative ;

2° Celles qui, s'adressant aux troubles circulatoires :

le régime, la gymnastique et l'hydrothérapie, exercent une action curative manifeste ;

3º Celles qui frappent directement la lésion utérine, de beaucoup les plus importantes : la faradisation utérine, par les courants d'induction, répond très efficacement à ce troisième mode d'indication.

Traitement des engorgements et des déplacements utérins par la faradisation.

Jusqu'à ce jour, tous les traitements qui ont été successivement proposés ou employés n'ont eu pour but

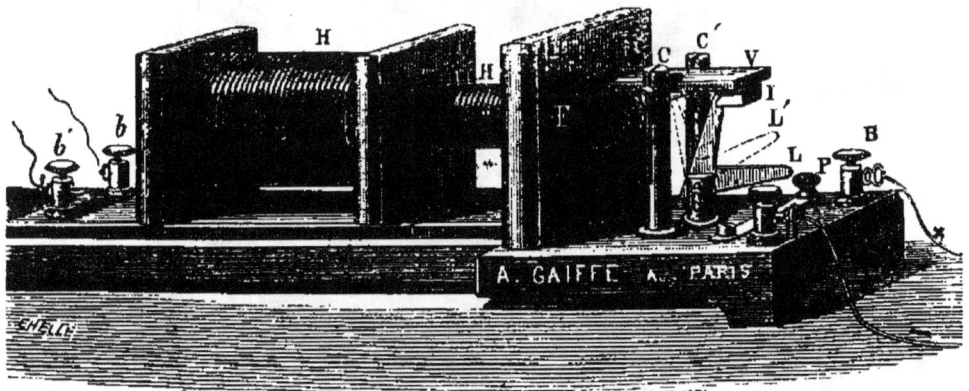

Appareil à chariot, grand modèle, de Gaiffe, ayant une bobine induite, un interrupteur et une pile de deux couples.

que de ramener ou de maintenir la matrice dans sa situation normale. Le *redressement mécanique* de l'utérus, comme le font Kiwish et Simpson, outre qu'il n'est jamais que temporaire, expose à des accidents parfois mortels qui l'ont fait abandonner, et la *contention mécanique* du prolapsus, outre qu'elle manque toujours d'un point d'appui sérieux, tend à augmenter la dilatation du vagin ; de plus, tous ces moyens ont un vice commun, dont le physiologiste est frappé tout d'abord, c'est qu'ils envisagent l'utérus comme un corps

inerte, c'est que, négligeant absolument sa vitalité, ne
se préoccupant ni de son appareil musculaire, ni de sa
circulation spéciale, ils n'ont d'autre but que de soutenir son poids qui l'entraîne ou de redresser sa direction qui est déviée ; or, l'utérus est un corps vivant
comme tous les autres ; il faut compter avec sa vie organique, qui est loin d'être nulle, et, de même qu'en
traitant des rétrécissements de l'urètre, nous avons in-

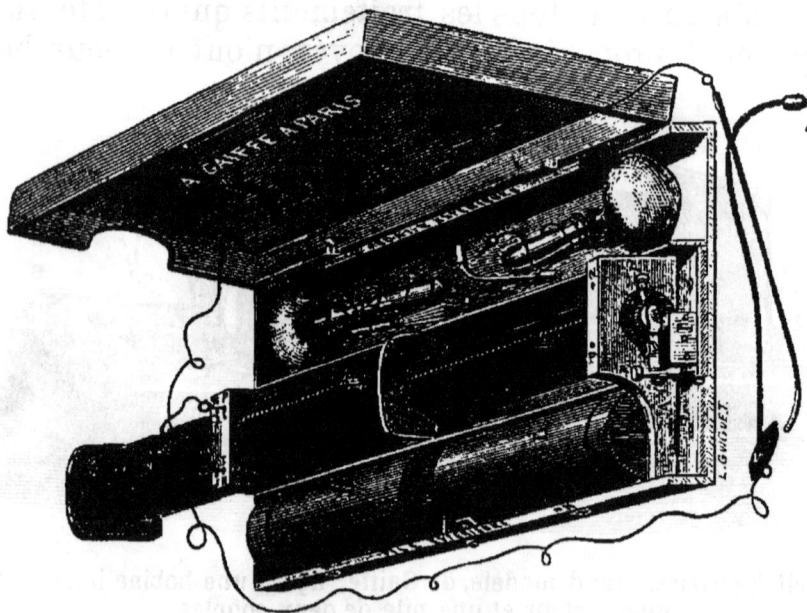

Appareil électro-médical portatif, grand modèle, fonctionnant avec une
pile de deux couples à chlorure d'argent. - Son interrupteur ne donne
que des intermittences rapides dont la vitesse ne varie que dans des
limites assez étroites.

sisté sur l'importance qu'il y a à utiliser les propriétés
organiques, soit des tissus normaux, soit des tissus
morbides, pour arriver à un traitement curatif, de
même pour l'utérus, c'est dans l'évocation des propriétés
du tissu de l'organe qu'il faut chercher les moyens sérieux pour rétablir l'appareil utérin dans ses conditions
normales et physiologiques.

J'ai suffisamment décrit, pages 72 et suivantes, les redresseurs et les pessaires, dont l'emploi ne saurait jamais prétendre à une action curative; j'arrive maintenant à la méthode qui provoque la résolution des engorgements en activant la circulation utérine, et cor-

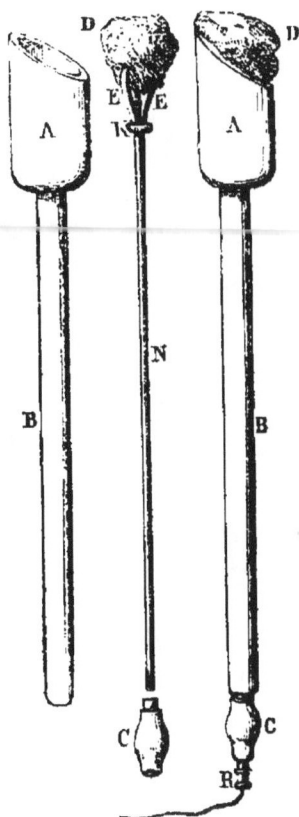

Excitateurs utérins à éponge fixe du Dr Chéron.

rige les déviations et les flexions en sollicitant les contractions musculaires de l'organe; je veux parler de la faradisation par les courants induits, qui satisfait complètement et instantanément à cette double indication.

En général, pour provoquer des contractions, on doit recourir aux bobines à gros fil; quand celles-ci seront mal supportées, on commencera par des bobines à fil plus fin, pour graduer ensuite; de plus, quand on agira

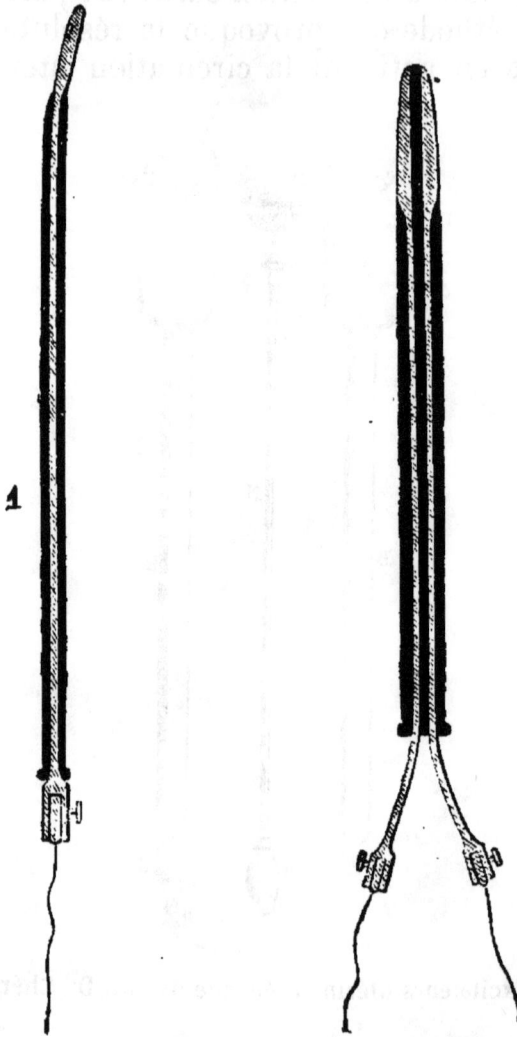

1

Excitateur utérin simple
de Tripier.

Excitateur utérin double
de Tripier.

sur des points de sensibilité inégale, c'est sur la partie la moins sensible que devra être placé le pôle négatif.

Pour l'application aux cavités diverses, divers excitateurs sont employés. Quelles que soient leur forme et leur

9.

destination, tous se composent d'une sonde métallique isolée, laquelle, pour l'excitateur rectal, se termine par une olive ; des boutons recouverts de peau mouillée ferment le circuit sur les parois abdominales quand un seul excitateur est introduit dans les cavités.

De quelque façon que soient administrés les courants faradiques, la malade devra toujours préalablement être couchée dans la position de l'examen au spéculum ; puis, on engage dans le col l'excitateur utérin, que l'on pousse jusque dans la cavité utérine, si l'orifice cervical est suffisamment ouvert : pour cette introduction, le spéculum n'est pas toujours nécessaire ; puis, l'excitateur étant attaché au pôle négatif, le bouton mouillé qui correspond au pôle positif est appliqué soit sur l'abdomen, *fadarisation utéro-abdominale*, soit au sacrum, *fadarisation utéro-sacrée*.

Fadarisation utéro-vésico-rectale.

Ici, l'excitateur utérin étant appliqué comme nous avons dit, on place l'excitateur rectal de façon à ce que l'olive corresponde à la paroi postérieure de l'utérus ; enfin, l'excitateur vésical est introduit comme une sonde ordinaire. Alors, le réophore négatif étant attaché à l'excitateur utérin, le réophore positif bifurqué vient s'attacher par chacun de ses chefs aux excitateurs vésical et rectal.

Quand l'excitateur utérin est supprimé, on a simplement la faradisation *recto-vésicale*.

Fadarisation utéro-cervicale.

Dans des cas d'abaissement avec engorgement du col, il est souvent nécessaire d'appliquer les deux pôles à la région cervicale, l'une embrassant le col, l'autre pénétrant dans la cavité utérine. Tel est le but du pessaire électrique de Simpson, que j'ai modifié dans sa forme et dans son intensité.

De même que dans l'antéflexion et l'antéversion, le réophore positif doit être appliqué soit dans le rectum, soit à la région sacrée, pour agir sur la face postérieure de l'utérus; de même, dans la *rétroflexion* et la *rétroversion*, on l'appliquera à la région hypogastrique pour produire le redressement mécanique de l'organe. L'effet produit, temporaire d'abord, va s'accentuant à chaque faradisation, et les résultats d'une nouvelle séance s'ajoutant à ceux des séances antérieures, l'organe acquiert d'autant plus qu'il a déjà acquis davantage, et le redressement, qui n'était d'abord que passager, devient définitivement acquis, l'utérus ayant pris, sous l'influence des courants faradiques, une tonicité nouvelle qui le maintient dans sa position normale.

La sensation produite par la faradisation est plutôt étrange que réellement douloureuse; les femmes qui, tout d'abord, la redoutent, comme on redoute l'inconnu, ne l'appréhendent plus quand elles l'ont éprouvée une fois. La durée des séances est proportionnée au cas particulier et à la susceptibilité spéciale de la malade; rarement, je prolonge la séance plus de six minutes, de même que je m'arrête parfois au bout de deux minutes seulement.

Quant à l'intensité du courant, l'utérus supportant mal les surprises, je commence d'ordinaire par le minimum, pour augmenter doucement, sans dépasser le point rigoureusement suffisant, pour produire les contractions utérines.

C'est toujours dans l'intervalle des règles que j'emploie la faradisation; je commence quatre ou cinq jours après la cessation de l'écoulement menstruel, pour suspendre trois ou quatre jours avant son retour probable; la fréquence des séances est proportionnée à la susceptibilité, à la tolérance des malades, en même temps qu'à la gravité et à la ténacité des cas.

Pendant le premier intervalle menstruel, on doit faire à peu près une séance chaque jour, sauf les circonstances spéciales; pendant les mois suivants, trois, deux ou même une séance chaque semaine suffisent ; il est rare que le traitement doive être prolongé au delà de trois mois ; au surplus, le temps et la fréquence des séances, l'intensité du courant, la durée du traitement, sont toutes choses qui ne pourront être déterminées qu'après une étude attentive de chaque cas particulier ; l'opérateur devra examiner les lésions locales, la sensibilité des organes spéciale à chaque malade, l'état du système nerveux, de la santé générale, etc., etc.

Ce n'est qu'avec le temps que s'opère la réparation du tissu utérin au niveau de la flexion ; les séances de faradisation seront donc plus longtemps continuées, mais, partant aussi, elles seront plus rares.

Donc, séances plus fréquentes et traitement moins prolongé dans les déviations, séances plus espacées et traitement plus long dans les flexions.

Etant donnée l'action si manifeste des courants faradiques sur le tissu utérin, il était tout indiqué d'en faire l'application consécutivement aux accouchements ; c'est ce qui a été fait, avec les résultats les plus concluants, par MM. Tripier et Apostoli et par nous-même, et ce qui ne saurait manquer de se généraliser bientôt dans la pratique des accouchements.

Immédiatement après la délivrance, que l'accouchement ait eu lieu à terme ou prématurément, naturellement ou par l'intervention chirurgicale, nous appliquons un courant faradique une fois chaque jour, quelquefois deux fois, à une profondeur de trois centimètres environ, soit dans l'utérus lui-même, soit dans le cul-de-sac postérieur du vagin. Une des mains de l'opérateur maintenant cette sonde, l'autre main applique, de chaque côté de la ligne blanche au-dessus du pubis, deux tampons recouverts de peau imbibée d'eau, qui correspondent au réophore positif.

On commence d'abord par le minimum et l'on augmente progressivement pour amener la tolérance ; la sensation douloureuse est toujours exclusivement localisée au pôle positif, c'est-à-dire sous les tampons. La sensation de *barre en travers du ventre*, accusée par la malade, indique que la contraction utérine s'est produite.

POLYPES DE LA MATRICE

On entend par polypes des tumeurs caractérisées par l'existence, sinon de plusieurs pieds, comme l'étymologie l'indique, du moins par un pédicule qui les rattache à l'utérus.

Les symptômes varient selon que le polype est de consistance molle ou dure.

Le polype *mou* ou *muqueux* se reconnaît au toucher par une tumeur molle et fluctuante qui semble remplie d'un liquide.

Le polype *dur* ou *fibreux* présente des symptômes différents, selon qu'il est enfermé dans la cavité de la matrice, dans la cavité du col, ou qu'il est descendu dans le vagin.

Obscur dans la première période, il se révèle dans la deuxième par des douleurs dans les aines et dans les reins, et par une sensation de pesanteur au fondement. Il s'arrête au col, il fait obstacle à l'écoulement menstruel et simule la grossesse en augmentant le volume de la matrice. Il dilate le col utérin et provoque des hémorrhagies abondantes et répétées souvent alarmantes.

Descendu dans le vagin, il comprime la vessie et le rectum et peut produire l'inflammation, l'ulcération et même la perforation des cloisons vésico-vaginale et recto-vaginale. Que si, dans ce cas, le pédicule s'allonge et s'effile, il peut se rompre, ce qui est une terminaison naturelle, heureuse de la maladie ; mais, le plus ordinairement, les choses ne se passent point aussi favorablement : la tumeur polypeuse s'ulcère et exténue la malade par une suppuration abondante et fétide ; parfois même, on voit le polype tomber en gangrène.

La chirurgie dispose de nombreux moyens contre les polypes de l'utérus :

L'*arrachement*, applicable seulement aux polypes mous, consiste à saisir le polype le plus près de son insertion et à exercer sur le pédicule une traction suffisante pour détacher de la matrice la tumeur tout entière.

La *cautérisation*, également applicable aux polypes mous, et qui a pour but de détruire la tumeur par le fer rouge ou tout autre caustique.

La *ligature*, de beaucoup préférable, et bien plus employée, spécialement contre les polypes durs ; *hors du vagin*, il suffit d'étreindre le pédicule du polype dans une anse de fil serrée ; on abandonne ensuite la tumeur à elle-même, ou bien on l'excise au-dessous de la ligature.

Dans le vagin, la ligature s'opère au moyen d'un instrument qui porte une anse de fil autour du pédicule et d'un *serre-nœud* qui exerce sur cette anse de fil une constriction assez forte pour supprimer la circulation dans le pédicule et produire la mortification et la chute du polype.

Dans la cavité de la matrice, on procède de la même manière, mais les difficultés sont plus grandes, et la manœuvre plus minutieuse.

L'*excision*, qui consiste à opérer le polype par l'instrument tranchant, est de beaucoup le moyen le plus rapide et le plus généralement employé ; toutefois, il expose davantage aux hémorrhagies consécutives, contre lesquelles on devra se tenir sérieusement en garde.

TUMEURS FIBREUSES DE LA MATRICE

La dégénérescence fibreuse, c'est-à-dire la production exagérée des tissus fibreux, est une des affections les plus fréquentes de la matrice. Ces tumeurs, appelées aussi *fibrômes*, sont formées de fibres jaunâtres enchevêtrées et entrecroisées, formant des masses de consistance presque cartilagineuse.

Atteignant plus spécialement les célibataires et les femmes lymphatiques, les fibrômes sont simples ou multiples, et leur dimension peut varier de la grosseur d'un pois au volume d'une tête d'adulte, et même davantage.

De forme irrégulièrement arrondie et bosselée, ils se développent tantôt à la surface externe, tantôt dans l'épaisseur même du tissu utérin.

Les premiers, ceux qui se développent à la surface externe de la matrice, sous le péritoine, ne se révèlent que quand, par leur développement, ils compriment plus ou moins les organes voisins, le rectum en arrière, la vessie en avant. Indépendamment du sentiment de pesanteur et de malaise accusé par la malade, la palpation abdominale révèle une tumeur arrondie siégeant dans la cavité du bassin.

Les fibrômes du col sont facilement reconnus par le toucher vaginal; ceux du corps de la matrice, quand ils deviennent volumineux, s'accusent bientôt par des troubles variés : leucorrhée, irrégularités menstruelles, pertes sanguines fréquentes... Que si la femme devient enceinte, elle est presque fatalement vouée à l'avortement.

Les moyens chirurgicaux que nous avons exposés pour les polypes sont également applicables aux fibrômes. Ajoutons que les courants électriques, appliqués d'après notre méthode, donnent des guérisons inespérées quand les tumeurs n'ont pas atteint un volume trop considérable.

CANCER DE LA MATRICE

On entend sous ce nom un tissu de nouvelle formation qui, non seulement se développe dans un point quelconque de l'organisme, mais encore tend à transformer en son propre tissu les parties saines qui l'avoisinent, en même temps qu'il se reproduit presque fatalement sur place ou dans un autre point, dans un délai plus ou moins éloigné.

Outre son action locale destructive, le cancer infecte profondément l'organisme tout entier, qui tombe bientôt dans cet état de consomption et de délabrement qui constitue la *cachexie cancéreuse*.

De tous les organes de la femme, la matrice est le plus souvent atteinte par le cancer, qui s'y présente sous ces deux formes habituelles : le *squirrhe*, dur, grisâtre, inégal, bosselé, à coupe d'apparence lardacée ; l'*encéphaloïde*, mou, recouvert de végétations fongueuses, saignantes, qui se détachent pour se reproduire bientôt.

Chez les femmes réglées, le cancer se manifeste tout d'abord par des troubles menstruels, les règles sont plus rapprochées, plus abondantes ; dans les intervalles, des écoulements rosés surviennent, alternant avec des flueurs blanches plus ou moins fétides.

Si le cancer survient après la *ménopause*, la femme voit apparaître des pertes rouges d'abondance variable, alternant ou coïncidant avec de la leucorrhée ou des écoulements séro-sanguinolents.

Les malades ressentent d'abord des pesanteurs incommodes, des tiraillements dans les aines, dans le bas-ventre, dans les reins, dans les cuisses ; le coït est sinon impossible, du moins extrêmement douloureux, et provoque un redoublement des pertes utérines. Le cancer n'est point communicable à l'homme, mais celui-ci contracte facilement une blennorrhagie dans les rapports avec une femme atteinte de cancer ulcéré.

Dans le *squirrhe*, le toucher reconnaît un col volumineux, dur, béant, douloureux à la pression ; s'il s'agit d'un *encéphaloïde*, le doigt découvre un col déformé, envahi par des végétations qui saignent parfois abondamment au moindre contact et présentent cet aspect de la substance cérébrale qui leur a valu le nom d'*encéphaloïde;* ce tissu baigne dans une sérosité sanguinolente et se distingue en outre par une horrible fétidité tout à fait caractéristique.

A mesure que la maladie augmente, les douleurs, rares d'abord et peu accentuées, deviennent plus fréquentes et plus aiguës, les écoulements sont plus abondants et plus fétides, les hémorrhagies se multiplient : c'est l'*ulcération* du cancer qui est arrivée. Alors apparaissent les phénomènes cachectiques, le col utérin se détruit, des fongosités se détachent, et les vaisseaux atteints laissent échapper de plus grandes quantités de sang.

Ne bornant point à la matrice son action destructive, le cancer envahit les organes voisins : les cloisons vésico-vaginales et recto-vaginales sont détruites, et alors urines et excréments s'échappent par la vulve, qui n'est plus que le déversoir d'un affreux cloaque ; la malade, amaigrie par les souffrances, devient un objet de dégoût pour les autres et pour elle-même et s'éteint dans le marasme de l'infection cancéreuse, à moins que l'abondance et la fréquence des hémorrhagies ne viennent abréger les souffrances de la malade.

Rien de variable comme la marche et la durée du cancer. Parfois, il reste méconnu pendant un certain temps, ne révélant sa présence que par un écoulement de simple apparence et par des douleurs lancinantes qui n'apparaissent tout d'abord qu'à de rares intervalles ; sa durée n'est guère moindre de quelques mois, et parfois de plusieurs années, comme il arrive dans la forme squirrheuse.

Malgré les affirmations et les promesses pompeuses des charlatans et des médicastres qui exploitent la crédulité des pauvres malades (1), le cancer confirmé est au-dessus des ressources du traitement médical ; le médecin en est réduit à un *traitement palliatif*, qui consiste à combattre les hémorrhagies, la fétidité, les dou-

---

(1) En comptant comme guérisons de cancer les cas d'affection sans gravité.

leurs, et à relever ou soutenir les forces de la malade.

Rassurer la malade, la placer dans les meilleures conditions hygiéniques, calmer les souffrances par les narcotiques, et spécialement par les injections morphinées, qui réussissent toujours ; combattre les hémorrhagies par les moyens préconisés page 79 ; neutraliser autant que possible l'extrême fétidité cancéreuse par des solutions phéniquées, créosotées, chlorurées, iodoformées, tel devra être le rôle du médecin.

Plus efficace et plus sérieux pourra être le *traitement chirurgical*, surtout quand il sera appliqué à des cas peu avancés et que le mal tout entier pourra être enlevé, ce qui a lieu quand le cancer est borné au col de la matrice.

On a le choix entre deux méthodes : l'*excision du col* de la matrice, qui se pratique soit avec l'instrument tranchant, soit et mieux avec l'écraseur, qui prévient les hémorrhagies ; la destruction par les caustiques : pâte de Vienne, pâte de Canquoin, fer rouge, cautérisation électrique, etc., etc.

Quelle que soit la méthode employée, nous ne saurions trop insister sur la recommandation de n'opérer que dans les cas où il y a des chances sérieuses d'enlever tout le mal : tous les chirurgiens savent en effet que, quand il reste une portion, si minime qu'elle soit, du cancer, l'opération ne fait qu'exaspérer le mal et précipiter sa marche vers une terminaison fatale.

DE L'IMPUISSANCE
CHEZ LA FEMME

L'impuissance est ordinairement définie, mais à tort, l'inaptitude permanente ou passagère au coït. Si, en effet, l'on enfermait le mot impuissance dans les limites de cette définition, la femme, en dehors de quelques cas de maladie ou de quelques rares vices de conformation, serait peu exposée à cet état ; car elle peut toujours subir passivement les approches sexuelles.

Or, la femme a deux rôles dans le coït : l'un passif, constitué par la réception de la verge dans le vagin ; l'autre actif, rempli par les désirs et le plaisir vénériens.

L'un et l'autre de ces deux rôles peuvent être suspendus, et alors, selon que l'incapacité porte sur la partie passive ou active de l'acte, on a deux genres d'impuissance chez la femme : 1º impuissance par obstacles à l'introduction ; 2º impuissance par froideur.

Nous nous occuperons d'abord de la première.

§ Iᵉʳ. — IMPUISSANCE PAR OBSTACLES A L'INTRODUCTION DE LA VERGE DANS LE VAGIN

Les obstacles à l'introduction de la verge dans le va-

gin sont nombreux et variés, quant à leur nature et à
leur siège.

Quant à leur *nature*, ils sont congénitaux ou acquis ;
puis ils sont constitués tantôt par l'adhérence des parois
du vagin, tantôt par l'existence quelconque dans ce canal d'un corps étranger ou d'une tumeur.

Quant à leur *siège*, les obstacles se trouvent tantôt à
la vulve, au clitoris, aux grandes ou aux petites lèvres ;
tantôt dans un point quelconque du conduit vaginal.

Nous suivrons dans cette description l'ordre anatomique, c'est-à-dire que nous examinerons les organes de
la génération au fur et à mesure qu'ils s'offrent à nous,
en procédant des parties superficiellement situées aux
parties profondes, de la vulve à l'utérus et à ses annexes.

I. — VICES DE CONFORMATION DES PARTIES EXTERNES DE LA GÉNÉRATION

A. — *Anomalies de la vulve.*

Sous le nom de vulve, on comprend : 1° l'ouverture
inférieure du canal vaginal ; 2° les grandes et petites
lèvres ; 3° le clitoris (voir page 7).

1° Occlusion de l'orifice vulvaire. — Sans nous
arrêter à ces cas excessivement rares dans lesquels la
vulve fait complètement défaut et est remplacée par une
surface unie, sans poils, et comme la continuation de
l'abdomen, nous aborderons immédiatement l'étude des
anomalies de l'ouverture vulvaire.

Ces anomalies consistent surtout dans l'oblitération
complète ou dans un simple rétrécissement de l'ouverture, suffisant toutefois pour rendre impraticable toute
tentative de coït.

L'occlusion de l'orifice vulvaire, complète ou incomplète, peut dépendre ou des parties dures ou des parties
molles.

Dans le premier cas, elle s'accompagne toujours d'une conformation vicieuse du bassin, ou bien de tumeurs osseuses accidentelles ou congénitales qui obstruent l'entrée du vagin.

Lorsque l'occlusion, qu'elle soit d'ailleurs complète ou incomplète, dépend des lèvres génitales, on trouve celles-ci tantôt intimement soudées entre elles, tantôt, mais beaucoup plus rarement, réunies par une sorte de membrane s'étendant de l'une à l'autre et pouvant, dans certains cas, en imposer pour l'hymen anormalement situé.

Quel que soit le mode suivant lequel l'adhérence ait lieu, c'est un vice de conformation peu grave au point de vue de l'impuissance, si l'on a le soin de faire pratiquer, de bonne heure, la désunion des parties, que l'on obtient facilement alors, soit en opérant des tractions si l'adhésion est médiate, soit en pratiquant l'incision par le bistouri, si elle est immédiate. On introduit ensuite, entre les surfaces avivées, une mèche de charpie, une canule, un corps étranger quelconque, afin de prévenir une nouvelle occlusion déterminée par la cicatrisation des tissus.

L'occlusion de l'ouverture vaginale peut tenir également à l'**imperforation de l'hymen**. Tantôt cette occlusion est complète et alors la copulation et l'excrétion des règles sont impossibles ; tantôt elle est incomplète et forme simplement obstacle par la résistance de son tissu à l'introduction de la verge dans le vagin. Dans le premier cas, le chirurgien est obligé de pratiquer l'excision complète de la membrane qui est un obstacle au coït ; dans le second cas, il suffit simplement d'agrandir l'orifice par un coup de ciseaux ou de bistouri.

2° **Anomalies des lèvres.** — Outre l'adhésion des grandes et des petites lèvres entre elles, dont il vient d'être question, on doit indiquer également, comme un vice de conformation susceptible de s'opposer au rapprochement sexuel, le volume exagéré, quelquefois énorme, des petites lèvres.

Il est rare que, dans nos contrées, cette infirmité soit tellement prononcée que l'on soit obligé d'intervenir par le bistouri et de pratiquer l'excision de ces organes. Ce n'est guère que dans les pays chauds que les petites lèvres acquièrent des dimensions exagérées et, dans ces contrées, l'excision de ces parties constitue une règle d'hygiène comparable à la circoncision chez l'homme. Cet usage a disparu en Europe; cependant, si une pareille conformation existait chez une femme, il serait facile d'y remédier en faisant au moyen de grands ciseaux l'ablation des petites lèvres. Quand j'ai à pratiquer cette opération, je réunis, après la section, les deux feuillets muqueux au moyen de serres fines, et j'obtiens de la sorte une réunion qui a le double avantage d'arrêter tout écoulement sanguin et de produire une cicatrisation immédiate.

3° Anomalies du clitoris. — Elles sont de deux sortes : cet organe manque complètement, ou bien il est tellement développé qu'il simule une verge véritable.

Le clitoris n'étant pas le siège exclusif de la sensibilité, il s'ensuit que, lorsque cet organe n'existe pas, les plaisirs du coït dévolus à la femme ne sont pas abolis, mais seulement diminués, et que, par conséquent, cette infirmité ne doit pas être considérée comme une cause d'impuissance.

Il n'en est pas de même quand cet organe revêt des proportions exagérées, car, sans atteindre un volume aussi considérable que certains auteurs le prétendent, il est assez commun de voir des clitoris acquérir la longueur du pouce, par exemple.

De tout temps, en effet, les femmes qui présentent un tel vice de conformation ont passé pour avoir un goût très prononcé, non seulement pour la luxure, mais encore pour la tribadie, ce vice honteux qui fait rechercher aux femmes les individus de leur sexe. Il n'en est rien pourtant, et Parent Duchâtelet, dont on ne saurait nier la compétence en cette matière, assure que le développement du clitoris est rare chez la prostituée; que ce développement, quand il existe, ne coïncide pas avec des penchants contre nature, et qu'enfin les tribades n'ont, dans la conformation des organes sexuels, rien qui les distingue des autres femmes. Seulement elles sont presque toutes remarquables par une absence à peu près complète de seins et par un penchant très prononcé pour l'équitation.

La grosseur exagérée du clitoris n'est une cause d'impuissance qu'autant qu'elle atteint des dimensions assez considérables pour s'opposer au coït. Or cette circonstance est peu commune, et si l'excision de cet organe n'était pratiquée que dans ce but, elle serait, dans nos contrées, une des opérations les plus rares de la chirurgie. Aussi, quand on la pratique, est-ce presque toujours uniquement pour remédier à l'excitation qui résulte, dans la marche, du frottement continuel du clitoris contre les vêtements, ou de toute autre cause, qui peut conduire la femme à la nymphomanie et à toutes ses conséquences.

B. — *Anomalies du vagin.* (Voir *Vices de conformation,* pages 102 à 114.)

C. — *Communication de la matrice avec les organes voisins.*

Chez certaines femmes, quand, sous des influences multiples, les parois du vagin sont le siège de déchirures, de solutions de continuité plus ou moins étendues, il s'établit des communications entre cet organe et ceux qui l'avoisinent : l'urètre, la vessie et le rectum. De là, des infirmités qui, sans être un obstacle au coït, en laissant sortir par le vagin, soit les urines, soit les excréments, quelquefois même les deux à la fois, font de la femme un sujet de répugnance et de dégoût.

Dans quelques cas, le vagin, au lieu de s'ouvrir à sa place habituelle, est imperforé et débouche dans le rectum. Louis raconte qu'une jeune fille, chez laquelle n'existait aucune trace des organes extérieurs de la génération, était réglée par l'anus, et que c'était par cette voie que son amant pratiquait le coït. Ce vice de conformation ne l'empêcha pas de devenir enceinte et d'accoucher par l'anus d'un enfant bien constitué.

Comme conséquence de cette observation, Louis ayant demandé aux casuistes si une femme, privée de vulve, était en droit de chercher par l'anus la voie de la propagation, on conçoit quels cris de réprobation accueillirent la question du célèbre chirurgien. Le fait cependant n'était pas nouveau, et, bien que cette proposition eût déjà été tranchée dans le sens de l'affirmative par les pères Cucufe et Tournemine, les papes en avaient fait un cas réservé aux jeunes filles qui tenteraient cette voie. Benoît XIV, qui portait alors la tiare, plus éclairé que ses prédécesseurs, permit l'usage de la *parte-poste* dans le sens du père Cucufe.

D. — *Anomalies multiples de l'appareil copulateur*.

Les anomalies multiples que l'appareil copulateur de la femme est susceptible de présenter sont moins sujettes que chez l'homme à induire en erreur sur le sexe de l'individu. En dehors du fait rapporté par J. Geoffroy Saint-Hilaire de ce moine qui donna des preuves manifestes du sexe féminin, la science ne connaît qu'un fait unique d'une femme mariée comme homme et ayant toujours vécu comme tel. C'est l'observation d'un nommé Valmont, dont l'histoire a été publiée par MM. Manec et Bouillaud et dont celui-ci fait la description en ces termes :

« Dans la région des organes génitaux externes, on voit une verge de grosseur moyenne, terminée par un gland bien conformé, ainsi que le prépuce dont il est recouvert. L'ouverture du méat urinaire, au lieu d'occuper le centre même du sommet du gland, existe vers la partie inférieure de cette partie.

« Les bourses sont petites, mais d'ailleurs très reconnaissables; les téguments qui en forment la partie essentielle, offrent la couleur brune et le froncement qui existe à l'état normal et sont ombragés de poils : elles sont divisées, en deux parties symétriques, par un raphé qui s'étend du prépuce à l'anus et qui paraît un peu plus dur et saillant qu'on ne le rencontre chez l'homme. Les bourses sont dépourvues de testicules ; on n'y remarque aucun vestige de ces organes. »

Les anomalies des organes génitaux externes qui peuvent induire en erreur sur le sexe de la femme, portent tout à la fois sur le clitoris, le canal de l'urètre, la vulve, compliquées quelquefois par la présence d'un ovaire.

Le clitoris peut, par ses proportions, atteindre le volume d'une verge d'enfant de douze à quinze ans ; il est dans ce cas pourvu d'un gland et d'un prépuce et peut entrer en érection sous l'influence d'idées lascives. Mais jamais le gland n'est, comme chez l'homme, perforé à son extrémité et si, chez quelques individus, on peut voir le méat urinaire se terminer plus ou moins haut sur la face inférieure du clitoris, cela tient simplement à ce que, au lieu de s'ouvrir immédiatement sous l'arcade pubienne, comme c'est la règle chez la femme, le canal urétral s'est prolongé un peu plus loin.

Qu'en même temps l'ouverture vulvaire soit oblitérée par l'adhérence des deux grandes lèvres, on aura l'apparence d'espèces de bourses avec un raphé plus accentué, il est vrai, qu'à l'état normal, mais ces bourses seront vides ; elles ne contiendront ni testicules, ni cordon spermatique.

Dans certains cas, extrèmement rares, on pourra, ainsi que M. Léon Le Fort en a rapporté une observation, trouver une des prétendues bourses, une sorte de corps ovoïde simulant le testicule ; mais, avec cette multiplicité de malformations, presque toujours il existe des caractères généraux tels que l'absence de barbe, le développement des seins, des formes arrondies, un bassin évasé et surtout la menstruation, qui ne laissent aucun doute sur le sexe de l'individu.

10

II. — LÉSIONS ORGANIQUES DE L'APPAREIL COPULATEUR

Les diverses maladies qui peuvent affecter les organes génitaux de la femme sont toutes plus ou moins douloureuses. Ces souffrances qui, à elles seules, suffisent pour rendre le coït impraticable, seraient encore exaspérées si un corps étranger, tel que la verge, venait à être mis en contact avec les parties malades. Mais, l'impuissance qui en découle n'est que passagère et, la maladie finie, la femme rentrerait bientôt en possession de ses droits, si ces affections ne laissaient fréquemment après elles des résultats fâcheux, tels que le rétrécissement ou l'oblitération du vagin ou de la vulve, soit par l'agglutination immédiate des parois vulvaires ou vaginales, soit par la formation de brides ou de callosités.

Rien n'est plus fréquent en effet que de voir les excoriations, les déchirures, les inflammations, amener l'un ou l'autre des accidents qui viennent d'être signalés. Paul de Sorbais raconte qu'une jeune fille, s'étant endormie sur un vase dans lequel elle avait placé des charbons pour se chauffer, brisa ce vase et se brûla toute la région du périnée et de la vulve. La plaie considérable qui en résulta, mal soignée, amena, sauf sur un très petit espace, la réunion des grandes lèvres et la formation de brides cicatricielles qu'il fallut inciser quand la femme, devenue enceinte, fut sur le point d'accoucher.

Arnaud cite un fait analogue chez une jeune fille qui, à la suite d'une course à âne, contracta une inflammation avec excoriation des grandes lèvres.

Les ulcérations syphilitiques, si communes aux parties génitales, amènent souvent le même résultat. Il arrive quelquefois alors que ce qui, pour le médecin, est la preuve manifeste d'une faute antérieure au mariage est considéré par le mari comme un signe de virginité. C'est du moins ce qui eut lieu pour une jeune femme auprès de laquelle Dupuytren avait été appelé pour détruire une de ces adhérences qui avait résisté à toutes les tentatives conjugales.

Il en est ainsi pour ces ulcérations profondes qui se développent si souvent aux parties génitales, sous l'influence de la scrofule. Il en est de même également pour ces déchirures du périnée qui surviennent à la suite d'un accouchement long et pénible, ou que provoquent certains traumatismes qui peuvent quelquefois se produire pendant le coït même, tels que la déchirure du vagin par la présence de la verge.

Mais la cause la plus fréquente de l'oblitération du vagin réside incontestablement dans l'administration d'injections caustiques. Une allumeuse de réverbères de Genève s'étant injecté du vitriol dans le canal vaginal dans le but de se faire avorter, les parois de ce conduit contractèrent entre elles une telle adhérence que le produit de la conception ne put passer et que la femme mourut.

Quelquefois il ne se forme pas d'adhérences, surtout quand la femme fait usage d'injections astringentes, mais alors les parois vaginales deviennent dures, calleuses et s'épaississent au point que le calibre du canal en est sensiblement diminué et le coït impraticable. Certaines femmes connaissent le parti qu'elles peuvent tirer de ces circonstances, et il en est, surtout en Italie, qui savent, grâce à des injections de ratanhia ou de tannin, se refaire une prétendue virginité.

Le seul traitement de ces affections consiste à détruire, par l'incision ou par des scarifications, l'adhérence des parois vaginales; mais, il ne faut pas oublier que la réunion des parties ne tarderait pas à se faire de nouveau si l'on n'avait soin de les séparer au moyen d'un corps étranger, d'un tampon de charpie, etc.

III. — LÉSIONS VITALES DE L'APPAREIL COPULATEUR

Sous ce titre on comprend toutes les conditions phy

siologiques qui, telles que les névroses vulvo-vaginales, une exagération de sensibilité des organes génitaux, etc., rendent impossible, par la douleur qui en résulte, l'introduction de la verge dans le vagin.

Exagération de sensibilité de la vulve et du vagin. — Comme nous venons de le dire, l'appareil génital est souvent le siège d'une hyperesthésie qui rend toujours pénibles et quelquefois impossibles les rapports conjugaux.

L'hystérie, cette tendance qu'ont certains individus à avoir du côté des articulations des manifestations rhumatismales et qu'on désigne sous le nom d'arthritis, etc., telles sont les causes les plus fréquentes de cette affection, qui bien souvent encore se fixe sur la cicatrice d'une lésion produite par l'accouchement.

Vaginisme. (Voir page 116.)

IV. — LÉSIONS MÉCANIQUES DE L'APPAREIL COPULATEUR

Les lésions mécaniques susceptibles, par leur siège, de rendre plus ou moins impraticable le rapprochement sexuel sont de deux sortes : ils consistent soit dans la présence de tumeurs obstruant l'orifice vulvaire, soit dans l'introduction de corps étrangers dans le vagin.

§ I. — TUMEURS DE LA VULVE

On les divise en deux classes : *a.* celles qui sont le produit d'une lésion organique de la vulve ; *b.* celles qui résultent de la présence anormale et accidentelle d'un organe voisin.

A. — *Tumeurs de la vulve par lésions organiques.*

Les unes ne sont que passagères ; les autres persistent le plus ordinairement pendant un temps très long et même durant toute la vie. Parmi les premières se placent les maladies à marche aiguë et rapide : les abcès et les tumeurs sanguines de la vulve. Dans les secondes se rangent les affections à marche lente et chronique : l'éléphantiasis, les kystes, les loupes, les corps fibreux et le cancer de la vulve.

Les **abcès** et les **collections sanguines** peuvent, par leur volume, empêcher l'introduction de la verge dans le vagin et rendre le coït impraticable ; mais, comme on vient de le dire, ces tumeurs ont une marche extrêmement fugitive, et leur véritable inconvénient, outre les douleurs vives qu'elles occasionnent le plus ordinairement, consiste surtout dans l'induration consécutive qu'elles laissent au point où elles se sont développées, et qui parfois rétrécit assez notablement l'ouverture vaginale pour rendre le rapprochement conjugal douloureux et même impossible.

Les **tumeurs à marche chronique** sont au contraire presque toujours indolentes ; elles ne gênent le coït que par l'obstacle que leur volume oppose à l'accomplissement de l'acte. Elles ne se montrent ordinairement qu'à un âge assez avancé de la vie.

B. — *Tumeurs de la vulve dues à la présence d'un organe voisin.*

Les organes qui peuvent venir faire tumeur à la vulve sont le vagin, la matrice et l'intestin ; ils ne s'opposent au coït que par suite de déplacements auxquels il est heureusement facile de remédier le plus souvent.

Le plus commun de ces déplacements est celui qui est constitué par la présence de l'intestin dans la grande lèvre. La paroi abdominale, à sa partie inférieure, est percée de deux ouvertures qui livrent passage à certains organes : que, pour une raison dont nous n'avons pas à nous occuper ici, l'intestin s'engage dans l'un ou l'autre de ces orifices et vienne faire saillie à l'extérieur, sous la peau, on aura une tumeur plus ou moins volumineuse que l'on désigne sous le nom de hernie.

Une seule variété de hernie peut être un obstacle sérieux au rapprochement sexuel, c'est celle qui résulte de la présence de l'intestin dans une des grandes lèvres. Mais elle est extrêmement rare et l'on n'en possède dans la science que trois exemples bien authentiques. Le plus curieux est celui qui a été observé par M. J. Cloquet sur la fille d'un garde-magasin de l'hôpital Saint-Louis. Dans ce cas la tumeur, qui avait le volume d'un gros marron, occupait la lèvre droite, soulevait la peau et faisait saillie en dedans de la vulve.

§ II. — TUMEURS DU VAGIN

Comme les précédentes, on peut les classer en deux catégories : les unes produites par une lésion organique, les autres constituées par la présence anormale et accidentelle d'un organe voisin.

A. — *Tumeurs du vagin produites par une lésion organique.*

Elles sont constituées, ainsi que celles de la vulve, par des abcès ou des collections sanguines; l'obstacle qu'elles apportent au coït par leur volume et les douleurs atroces dont elles s'accompagnent n'est par conséquent que passager.

Quant aux tumeurs à marche chronique, aux kystes et aux polypes, si leur grosseur est un obstacle réel au rapprochement sexuel, l'ablation facile de ces productions morbides ne permet pas de les considérer comme une cause d'impuissance sérieuse.

B. — *Tumeurs du vagin produites par la présence d'un organe voisin.*

Eu égard aux organes qui avoisinent le vagin, il ne

peut y avoir que l'utérus, la vessie et le rectum qui viennent faire hernie dans le canal.

Nous laisserons de côté pour le moment la hernie déterminée par la matrice, c'est-à-dire par les déplacements de cet organe et par l'allongement hypertrophique de son col, dont nous nous occuperons au chapitre de la stérilité, et nous nous occuperons seulement ici de la hernie produite par la présence de la vessie et de celle qui résulte de la procidence de l'intestin.

Cystocèle vaginale. — Chez certaines femmes, quand, à la suite d'accouchements nombreux, les moyens d'union qui relient le vagin aux parties avoisinantes ou bien que la paroi antérieure de cet organe contre laquelle est adossée la vessie sont devenus plus lâches, moins résistants qu'à l'état ordinaire, il n'est pas rare de voir le réservoir urinaire faire une saillie plus ou moins considérable dans l'intérieur du vagin.

A la vérité, la tumeur qui résulte de la chute de la vessie disparaît après l'évacuation de l'urine, mais elle n'en constitue pas moins un obstacle, sinon insurmontable, du moins fort gênant pour le coït. Situé à l'entrée du vagin, entre les petites lèvres, ce déplacement de la vessie qu'on observe d'ailleurs, pour les raisons que nous avons indiquées, presque exclusivement chez les femmes d'un âge mûr, constitue tant par son volume propre que par les moyens qu'on lui oppose, pessaires, éponges, etc., une infirmité à laquelle une opération chirurgicale, toujours grave, peut seule remédier.

Hernie vaginale. — Rectocèle. — La vessie n'est pas le seul organe qui soit immédiatement en rapport avec le vagin : celui-ci a encore, en haut et en arrière, des connexions intimes avec l'intestin grêle et le gros intestin. Que cette portion du tube digestif vienne à faire saillie dans le canal vaginal, on aura une hernie vaginale ou une rectocèle, suivant que la hernie sera constituée par l'une ou l'autre partie de l'intestin.

La première est favorisée par de nombreux accouchements, toutefois ce n'est là qu'une prédisposition, car on a rencontré la hernie de l'intestin sur des femmes qui n'avaient jamais eu d'enfants. Les chutes sur le siège, les efforts pour soulever un fardeau pesant, sont les causes les plus ordinaires de cette affection. La tumeur ainsi formée est quelquefois très volumineuse et peut, par la pression qu'elle exerce sur le rectum et le canal de l'urètre, amener la constipation et la difficulté d'uriner. Elle est heureusement facilement réductible.

La rectocèle vaginale est fréquemment confondue avec la chute de la matrice. Elle est due au déplacement de la paroi antérieure du rectum qui, située immédiatement derrière le vagin, déprime celui-ci et en rétrécit le calibre. Le plus souvent elle arrive sans cause connue, mais la chute, les efforts, les grossesses répétées peuvent la faire naître. Le volume de la tumeur varie de la grosseur du doigt à celui du poing.

Au point de vue du coït, ce n'est que lorsque la hernie a acquis cette dernière dimension qu'elle constitue un obstacle au rapprochement sexuel, et les accidents qu'elles déterminent sont surtout remarquables du côté des voies digestives. Son traitement consiste dans l'application des moyens de contention dont les pessaires forment ordinairement la base. Cependant, des opérations chirurgicales ont été quelquefois tentées dans le but de faire cesser la rectocèle. La plus remarquable qui ait été proposée dans ces derniers temps, consiste à disséquer avec le bistouri, sur la partie saillante de la tumeur, un lambeau ovalaire de dimensions variables et à réunir ensuite la perte de substance qui en résulte au moyen de points de suture.

§ III. — CORPS ÉTRANGERS DE L'APPAREIL COPULATEUR

Les objets les plus divers peuvent être introduits dans le vagin. Tous ne sont pas une cause d'impuissance ou de stérilité : certains au contraire peuvent, par leur présence, favoriser la fécondité de la femme, quelquefois

même c'est à ce but que tend le médecin quand il introduit une éponge dans le canal vaginal.

Mais le plus souvent, sans s'opposer d'une manière
absolue à la fécondité, ni même au rapprochement des
sexes, comme la plupart des pessaires qui n'obstruent
qu'en partie le conduit vaginal, les corps étrangers, suivant qu'ils sont introduits plus ou moins haut dans la
cavité du vagin, déterminent tantôt la stérilité seulement, tantôt l'impuissance et la stérilité.

Les motifs qui amènent l'introduction d'un corps
étranger dans le vagin sont nombreux et variés. Le
plus ordinairement une pensée de luxure, l'appât du
plaisir vénérien, sollicitent l'introduction d'un objet
quelconque qui, au moment du spasme cynique, comme
disaient les anciens, échappe des mains de la femme et
reste dans l'appareil copulateur. D'autres fois, la présence
d'un corps étranger dans le vagin est le résultat d'un
acte criminel ou de brutalité, comme dans le cas observé
par Dupuytren de cette fille de la campagne qui portait
un petit pot dont la concavité regardait le col, et qui
avait été placé là par des soldats, après le viol commis
par eux sur la jeune fille.

Mais, quel que soit le motif qui ait amené le corps
étranger dans le vagin, il est certain que, sans parler de
la douleur, de l'inflammation, des déchirures, de la gangrène même des parois vaginales qui peuvent être le
résultat de sa présence, il est certain, disons-nous, qu'il
s'oppose plus ou moins à l'accomplissement de la fonction génitale.

A ce point de vue exclusif, le coït peut être rendu
impossible, ou simplement douloureux, sans empêcher la
fécondation, ou bien, tout en étant un obstacle plus ou
moins absolu au rapprochement sexuel, être une cause
de stérilité en rendant impossible l'arrivée du sperme
dans la matrice.

Le traitement des corps étrangers du vagin consiste
naturellement à les extraire du conduit dans lequel ils
ont été engagés ; mais si cette opération a lieu souvent

sans de très grande difficultés, il n'en est pas de même quand ceux-ci datent de longtemps et que des concrétions sont venues se déposer à la surface et en rendent impossible le glissement; quand des végétations muqueuses développées autour leur constituent des liens qui la maintiennent en place. Enfin quand, dans quelques cas, le corps étranger a perforé la paroi vaginale, et pénètre dans la vessie ou le rectum, c'est par ces organes qu'on est obligé de l'extraire.

§ II. — IMPUISSANCE PAR FROIDEUR

Pour que le coït s'accomplisse suivant les lois voulues par la nature, la femme, avons-nous dit, ne doit pas jouer un rôle purement passif; il faut que la volonté ne fasse pas défaut à l'acte qu'elle va accomplir : en un mot, que tout ne se borne pas pour elle à la simple introduction de la verge dans le vagin. Il faut qu'un attrait irrésistible la subjugue, qu'une suprême récompense entraîne son acquiescement. Cet attrait, c'est le désir; cette récompense, la volupté !

Mais si le désir et la volupté sont des conditions du coït normal chez la femme, ils ne sont pas indispensables à l'accomplissement de l'acte; leur absence est plutôt préjudiciable aux liens conjugaux qu'à la santé générale de la femme et à la procréation.

Néanmoins, de ce que l'indifférence dans l'accomplissement du coït n'est pas incompatible avec la procréation de l'espèce, cet état anormal n'est pas moins regrettable : d'abord indifférente pour un acte auquel elle ne trouve aucun charme, la femme passera bientôt de l'indifférence au dégoût, surtout après une ou plusieurs grossesses dont le plaisir ne lui fait oublier ni les souffrances ni les ennuis. De là, entre les deux époux des querelles et des luttes qui, si elles ne brisent pas toujours le nœud conjugal, retentissent plus ou moins fortement sur le caractère de la femme et le bonheur du foyer domestique.

Mais, il est des cas dans lesquels la froideur de la femme est indépendante de sa volonté : c'est alors que, à la suite d'un accouchement laborieux, il s'est produit, du côté des organes génitaux, des lésions plus ou moins faciles à constater, qui ont fait perdre à ces organes la sensibilité dont la nature les avait doués. Tantôt la sensibilité érotique est complètement éteinte et pour toujours ; tantôt, après une suspension dont la durée est variable, elle reparaît, sans cause connue, sans qu'aucune médication ait été tentée pour la rappeler.

Comme chez l'homme, l'appareil sensitif de la copulation chez la femme est mis en jeu par les désirs.

Ceux-ci peuvent manquer ou être détournés de leur but ; alors la froideur est purement morale et est caractérisée par l'absence ou la perversion des désirs vénériens.

Tantôt au contraire les désirs existent, mais, par suite de quelque trouble organique local ou général, ils sont impuissants à éveiller la sensibilité de l'appareil copulateur. La froideur est alors toute physique.

Enfin, l'une et l'autre de ces conditions peuvent manquer : dans ces cas, la frigidité est complète ; elle est tout à la fois morale et physique.

Nous ne nous occuperons que de ces deux dernières variétés, la première, toute morale, échappant naturellement à l'action du médecin.

I. — FROIDEUR PAR VICE DE CONFORMATION

La froideur, au point de vue de son étiologie, des causes qui la font naître, peut être divisée en cinq catégories : 1° frigidité organique par vice de conformation ; 2° frigidité organique idiopathique ; 3° frigidité organique symptomatique ; 4° frigidité organique consécutive ; 5° enfin frigidité morale.

La seule anomalie que nous ayons à considérer dans la froideur organique par vice de conformation est, sinon l'absence complète, du moins la petitesse extrême du clitoris. L'absence complète du clitoris avec conformation normale de la vulve est en effet excessivement rare.

Il n'en est pas de même de l'arrêt de développement de cet organe, indépendamment de tout vice de conformation de la vulve. Cette anomalie est au contraire assez commune. On comprend que si, dans ces cas où le clitoris est réduit à des proportions microscopiques, la sensibilité érotique n'est pas complètement éteinte, elle soit du moins singulièrement diminuée.

Cependant ce serait une erreur de croire que, toutes les fois que l'on rencontre un tel vice de conformation, il doive s'ensuivre une insensibilité complète ; les femmes qui en sont atteintes n'ont sans doute ni les instincts, ni les fureurs érotiques de certaines autres ; elles n'entrent en jouissance qu'à la longue et par des manœuvres savamment conduites et suffisamment prolongées, mais à la fin le plaisir s'éveille et souvent le coït, commencé sans plaisir, s'achève dans le spasme voluptueux.

II. — FROIDEUR ORGANIQUE IDIOPATHIQUE

On appelle ainsi cette indifférence de la femme, cette apathie dans l'accomplissement du coït que rien ne justifie et que n'explique aucune lésion d'un organe quelconque de l'appareil copulateur, aucun trouble de l'état général. Cet état, que l'on rencontre assez rarement chez l'homme, s'observe bien moins souvent encore chez la femme : cette différence a sa raison d'être dans la simplicité du rôle que celle-ci remplit dans le coït et dans l'organisation plus simple de son appareil sensitif de la génération Aussi, quand une femme déclare ne pouvoir prendre part aux plaisirs de la couche conjugale, cette prétendue froideur idiopathique a-t-elle le

plus souvent sa cause dans des circonstances morales
ou bien encore dans des conditions générales ou locales
de l'appareil copulateur.

III. — FROIDEUR ORGANIQUE SYMPTOMATIQUE

Comme l'impuissance chez l'homme, la froideur chez
la femme est symptomatique tantôt d'un état physiologique comme l'âge, la constitution, le tempérament,
et tantôt d'un état morbide, soit général, soit local.

§ I. — FRIGIDITÉ SYMPTOMATIQUE D'UN ÉTAT PHYSIOLOGIQUE

1° **Age**. — S'il est vrai que le plaisir vénérien, la
vraie sensibilité amoureuse et la véritable volupté érotique ne doivent normalement exister ni avant ni après
l'âge de la menstruation, puisqu'ils ne sont que les
excitateurs à la propagation de l'espèce, il est incontestable également que la sensibilité génitale de la femme
peut s'exercer en dehors de ces limites. Le fait de la
masturbation chez les petites filles, les exemples de las-
civité que présentent quelques vieilles femmes le prouvent suffisamment pour que nous soyons dispensé d'entrer dans de plus longs détails à ce sujet.

2° **Constitution.** — Il semblerait qu'une mauvaise
constitution doive être une cause de froideur pour la
femme : il n'en est rien. Bien souvent, en effet, dans les
organismes délabrés et cachectiques, la vie tout entière
paraît se retirer dans le système nerveux, qui est alors
d'une excitabilité exagérée. C'est ce qui arrive pour
certaines femmes du monde qui vivent dans un milieu
de luxe et de paresse; dont l'imagination est continuel-
lement excitée par la lecture des romans, dont enfin
les désirs trouvent des aliments toujours nouveaux dans
la fréquentation des théâtres, des bals, etc. Toutes ces

excitations retentissent profondément sur les organes génitaux, et la sensibilité érotique s'accroît de tous les désordres du système nerveux et de tous les écarts de l'imagination.

Mais, à côté de ces constitutions nerveuses, il en est d'autres frêles, délicates, languissantes, dont toutes les fonctions s'accomplissent avec mollesse et lenteur, et qui ne sauraient communiquer à autrui une vitalité qui leur échappe. Chez ces malades, auxquelles la perpétration de l'espèce a été refusée par la nature, les désirs érotiques sont heureusement nuls, et essayer, par des excitations intempestives, de les faire naître, n'aurait pour résultat que de fatiguer davantage et de briser même les faibles ressorts qui soutiennent la machine. Que l'on seconde, au contraire, par un traitement fortifiant, la résistance de l'économie, on verra alors, à mesure que les forces reviendront, que les systèmes musculaire et osseux se développeront, que l'innervation s'accroîtra, on verra, disons-nous, le sens génital apparaître avec tous ses attributs, c'est-à-dire, avec ses désirs et sa sensibilité.

Tempérament. — Les anciens caractérisaient les aptitudes génésiaques des divers tempéraments en comparant ceux-ci aux influences exercées par les âges, les saisons, les climats sur les manifestations de l'amour. Ainsi le tempérament sanguin était l'apanage de la jeunesse, du printemps et des pays tempérés; le tempérament bilieux concordait avec l'âge adulte, avec l'été et les climats chauds; le tempérament atrabilaire était l'analogue de l'âge mûr, de l'automne et des pays équatoriaux; enfin le tempérament pituiteux correspondait à la vieillesse, à l'hiver, aux régions humides et glacées.

Cette comparaison, au point de vue des fonctions génésiaques, est loin d'être exacte. Si, en effet, l'amour est interdit à la vieillesse, les habitants des pays froids ne sont pas déshérités de tout plaisir érotique, même pendant l'hiver.

Il est cependant des femmes qui, par tempérament,

sont absolument froides, chez lesquelles, en dehors de
toute préoccupation intellectuelle ou morale, sans maladie locale ou générale, on constate une absence complète de désirs ou plaisirs vénériens. Un certain nombre,
il est vrai, doivent leur frigidité, soit à la maladresse de
leur mari, soit au défaut d'harmonie entre leurs mu-
tuelles excitations; mais pour être peu commune, l'entière frigidité par vice de tempérament n'en existe pas
moins réellement.

On a dit que les femmes atteintes de cette propriété
fâcheuse présentaient une série de phénomènes morbides caractéristiques, tels par exemple qu'une menstruation peu abondante, déréglée, à sang pâle. C'est
une erreur : car, des femmes très ardentes au plaisir
peuvent n'être réglées que d'une façon très défectueuse
ou même pas du tout.

Il faut donc, avant de se prononcer sur les disposi-
tions érotiques d'une femme, étudier non seulement les
manifestations extérieures de son organisation, mais
encore le degré de résistance vitale dont elle est douée.

En général, chez les femmes froides par tempérament, on observe tous les attributs du tempérament lymphatique et particulièrement un état particulier du système pileux. Tout ce système en effet est remarquable
par la lenteur de sa vitalité. Les cheveux sont blonds,
fins, clairsemés et plats ; ils n'offrent point, comme chez
les natures ardentes, de petites touffes frisées sur les
tempes et, plus que tout autre, ils subissent l'influence
hygrométrique de l'atmosphère. Les sourcils, pâles, se
dessinent à peine sur la peau transparente qu'ils recouvrent; ils n'occupent qu'un espace très limité de l'arcade
sourcilière et laissent entre eux, à la racine du nez, un
espace considérable; les aisselles sont à peine ombragées
de quelques poils rares, de couleur douteuse et à consistance nulle ; enfin le pubis, à travers un duvet court, pâle
et décoloré, laisse plutôt deviner que voir un mont de
Vénus, dont la maigreur et l'aridité sont plutôt un épou-
vantail qu'un attrait pour la volupté!

Cependant, si ces signes sont l'indice presque constant d'un tempérament froid, il faut bien se garder de croire qu'il en soit toujours ainsi. Le tempérament lymphatique, en effet, n'est pas le seul qui jouisse de ces attributs ; ceux-ci sont également propres à toute une catégorie de femmes dont le cœur et les sens sont remplacés par une énergie morale qui donne quelque chose de viril à leur caractère. Ces *femmes de tête*, comme on les appelle, sont ordinairement douées d'une froideur que physiquement rien ne décèle. Quelques-unes même, quand leur intérêt les y oblige, savent simuler une nature passionnée et fougueuse. Pourtant elles sont loin de porter les signes de ces viragos dont parle le poète ; leurs formes sont élégantes et arrondies ; leur beauté, quoique mâle, n'a rien de dur ni de viril ; leurs manières sont séduisantes ; leur voix est douce ; en un mot, elles sont complètement femmes et n'ont pas, comme les viragos, les penchants obscènes de la tribade.

La menstruation ne fournit pas de signes plus certains que les autres habitudes du corps. Quelquefois elle paraît moins abondante qu'elle ne semblerait devoir l'être, mais la quantité des menstrues est un signe qui varie avec chaque femme et qui par conséquent n'a, par là même, aucune espèce de valeur. Seulement cette fonction est constamment remarquable par sa régularité que l'on attribuerait volontiers à l'absence de toute excitation génésiaque.

Les seins, non plus, n'offrent rien de particulier ; ils acquièrent leur développement normal et subissent toutes les influences ordinaires qu'exercent sur ces organes les menstruations et la grossesse.

Il s'agit là, en un mot, d'un véritable tempérament intellectuel, ayant sa raison d'être comme le tempérament lymphatique.

Les indications thérapeutiques qui découlent de ces deux manières d'être ne sont pas les mêmes dans tous les cas ; et il en doit être ainsi, puisque les éléments à combattre sont d'une nature dissemblable.

Tandis, en effet, que, lorsqu'il s'agit d'une femme lymphatique, on doit insister sur la médication reconstituante, dont le fer, les toniques, l'hydrothérapie, les bains de mer, font la base, et ne pas se hâter d'agir localement sur les organes génitaux ; dans le second, au contraire, aucune médication générale n'est nécessaire. C'est, en effet, en éveillant l'appareil génital languissant par des moyens locaux, tels que bains de mer, lotions froides ou chaudes sur la vulve et les lombes, frictions sèches ou composées sur le périnée, fumigations aromatiques sur les parties externes de la génération, et enfin, dans quelques cas, en ayant recours à l'électricité ; c'est surtout en s'adressant au moral de la femme, en combattant ses tendances ambitieuses, ses goûts de vanité, ses habitudes d'amour-propre, en l'arrachant à ses préoccupations graves ou futiles, en lui procurant des distractions, qui éveillent tout à la fois sa sensibilité morale et sa sensibilité physique, en conseillant aux unes les distractions du bal, du spectacle, la société des hommes ; aux autres la poésie, les romances, la solitude des bois, du spectacle tranquille de la nature, que l'on parviendra à combattre avec succès cette froideur par tempérament intellectuel, qui rend les femmes qui en sont atteintes presque complètement étrangères aux devoirs de leur sexe.

§ II. — FRIGIDITÉ SYMPTOMATIQUE D'UN ÉTAT PATHOLOGIQUE

Les maladies qui s'accompagnent de froideur peuvent, comme pour l'impuissance, être divisées en deux classes : 1° celles qui intéressent toute l'économie ; 2° celles qui n'affectent que les organes de la génération.

A. — *Maladies générales.*

Parmi les affections, compatibles avec l'existence, qui

peuvent entraîner la froideur, on a cité l'embonpoint excessif. C'est une erreur : car si le développement énorme de l'abdomen peut s'opposer au coït et à l'introduction de la verge dans le vagin, il n'éteint ni le désir, ni la sensibilité chez la femme,

De même l'excessive maigreur, loin d'être une cause de froideur, est souvent au contraire l'apanage des femmes passionnées.

Quelques affections nerveuses s'accompagnent parfois d'insensibilité génitale, l'épilepsie par exemple. D'autres au contraire amènent, dans quelques circonstances, une telle excitation génésiaque que le coït est comme une source de volupté amère et même de véritables souffrances.

De même, dans les maladies nerveuses qui portent sur l'intelligence et le sentiment, la sensibilité générale est quelquefois abolie, mais plus généralement elle est simplement pervertie. C'est ainsi que, dans l'idiotie, dans la folie, les femmes éprouvent, tantôt une répulsion profonde pour le rapprochement sexuel, et tantôt, au contraire, se livrent à la masturbation avec une sorte de fureur.

De leur côté, presque toutes les maladies des centres nerveux, du cerveau ou de la moelle, peuvent aussi amener progressivement, par suite des troubles profonds qu'elles jettent dans l'innervation générale, l'anéantissement partiel ou complet de la faculté voluptueuse. Atteignant en effet fréquemment l'intelligence, elles tarissent naturellement les désirs vénériens dans leur source même ; en second lieu, elles altèrent plus ou moins profondément les fonctions du système nerveux sous la dépendance duquel se trouvent toutes les impressions vénériennes et autres.

D'autre part, toutes les maladies débilitantes, toutes celles qui attaquent la vie plastique, peuvent enlever aux organes du plaisir la force qui leur est nécessaire pour réagir sous les impressions vénériennes, les recevoir et les transmettre au consensus intime.

Il en est de même de certaines intoxications, parmi lesquelles celle que subissent les ouvrières qui travaillent dans les fabriques de caoutchouc soufflé serait, d'après M. Delpech, une des plus remarquables par la froideur absolue qui en est la conséquence.

Il est inutile de dire que, dans ce cas, l'impuissance n'est que passagère, et que le traitement, lorsqu'il s'adresse avant tout à la maladie dont la froideur n'est que l'un des symptômes, en vient facilement à bout.

B. — *Maladies locales.*

Les maladies locales, c'est-à-dire celles qui affectent une ou plusieurs parties de l'appareil génital, peuvent être divisées en deux classes : en maladies des organes externes et en maladies des organes internes de la génération.

Maladies des organes externes de la génération. — Sans nous occuper de l'inflammation et des autres altérations de la vulve et du vagin qui changent en douleurs les plaisirs du coït, sans nous arrêter non plus à l'histoire des tumeurs et des dégénérescences des mêmes régions qui, en empêchant le rapprochement sexuel, privent fatalement la femme des voluptés vénériennes, nous dirons seulement quelques mots des maladies qui affectent la sensibilité érotique.

Le clitoris, ainsi que nous l'avons déjà dit, joue un rôle extrêmement important dans la manifestation érotique chez la femme : en augmentant de volume pendant le coït, en subissant une véritable érection, pendant laquelle il se courbe en bas, entre les deux nymphes, de façon à présenter son extrémité libre, la plus sensible, aux frottements de la verge, il contribue puissamment à faire naître la volupté ; mais il n'est certainement pas le siège exclusif de la sensibilité vénérienne. Non seulement, en effet, l'amputation du clitoris ne prive pas la femme des jouissances que procure le coït, mais encore, pendant le rapprochement sexuel, alors que les époux prennent des postures telles que le contact du clitoris avec la verge n'a pas lieu, il est certain que la femme ne continue pas moins à jouir de ses droits. D'ailleurs, si, ainsi qu'on l'a voulu, le clitoris était le siège exclusif de la sensibilité, comment expliquer les manœuvres de ces masturbatrices qui, dans un but de plaisir, s'introduisent dans leur cavité vaginale des corps étrangers de toute forme, de toute espèce, dédaignant ainsi la sensibilité du clitoris contre celle des parois de l'entrée du vagin ? Enfin, n'a-t-on pas vu surtout certaines prostituées, et Parent Duchâtelet en a rapporté des exemples remarquables, rester absolument froides pour l'autre sexe, malgré un développement considérable du clitoris?

Tous ces faits démontrent d'une manière irréfutable que le clitoris n'est pas le siège exclusif de la sensibilité vénérienne, et que le plaisir vénérien est le résultat d'une sensibilité spéciale, comme la vision, le goût, l'odorat. Toutefois, il n'en est pas moins sous l'empire de la sensibilité générale et, à ce titre, il subit toutes les altérations dont cette sensibilité peut être affectée. Aussi toutes les maladies des centres nerveux, des nerfs, qui se distribuent aux parties génitales de la femme, peuvent-elles amener la suspension ou l'anéantissement de la sensibilité sexuelle.

Maladies des organes internes de la génération. — Le désir et le plaisir vénériens n'étant autre chose que l'excitant et la récompense de l'acte reproducteur, on s'est demandé si l'absence des conditions fondamentales à la fécondation, de l'utérus ou des ovaires, ne condamnait pas le sens vénérien au repos et au silence.

En ce qui concerne l'utérus, il ne semble pas que l'absence de cet organe entraîne l'insensibilité génitale. En effet, chez une prostituée couchée dans le service de Rostan, à l'Hôtel-Dieu, et qui manquait absolument d'utérus, M. Roubaud a noté la conservation du sens vénérien, sinon avec son énergie ordinaire, du moins dans une proportion notable.

Quant aux ovaires, la plupart des auteurs ne leur attribuent également qu'un rôle tout à fait secondaire dans la production des désirs et du plaisir vénériens. Nombre d'observateurs éminents ont en effet noté, pendant la vie, la conservation parfaite de ces derniers, malgré une atrophie considérable, constatée à l'autopsie, des organes sécréteurs de l'ovule.

Ce fait, au premier abord, peut paraître étonnant, si l'on songe qu'au point de vue de la génération, le rôle des ovaires est identique à celui des testicules chargés, ainsi qu'on le sait, de sécréter le sperme ; mais, tandis que le produit de l'ovaire reste complètement étranger au développement de la volupté, le produit du testicule, au contraire, est la source même de cette volupté. Malgré ce qu'ont pu dire certains physiologistes, le véritable délire érotique chez l'homme n'a lieu qu'au moment de l'éjaculation spermatique, tandis que, chez la femme, que l'ovaire émette ou non son ovule, le plaisir est le même.

IV. — FROIDEUR CONSÉCUTIVE

Les circonstances de diverses natures auxquelles peut succéder la frigidité chez la femme, peuvent être divisées en deux grandes classes : en circonstances physiologiques et en circonstances morbides. Les unes et les autres sont générales ou locales.

1° **Circonstances générales**. — Celles-ci appartiennent toutes au domaine pathologique ; ce sont principalement les affections dont l'influence nocible a porté sur l'innervation, ou sur la vitalité en général de l'économie.

Il est bien entendu que nous avons ici seulement en vue ces maladies générales du système nerveux, dont le siège est inconnu, qui ne laissent après elles aucune trace matérielle de leur passage, qu'on désigne dans la science sous le nom de névroses, et que nous laissons de côté ces altérations organiques des centres nerveux telles que le ramollissement, les congestions sanguines, etc., dont la perte plus ou moins complète du mouvement ou de l'intelligence est presque toujours la conséquence.

De toutes les névroses, l'épilepsie est celle qui prédispose le plus à la froideur.

Ce fait semble être en opposition avec la salacité remarquable que présentent certains idiots et presque tous les épileptiques; mais cette contradiction n'est qu'apparente, car la salacité appartient à l'idiotie et non à l'épilepsie; et, de plus, elle coïncide avec l'existence de cette affection et disparaît avec elle.

Cette langueur vénérienne, qui succède parfois à l'épilepsie, a une durée très variable. Si la maladie a cessé avant l'établissement des règles, il se peut que, lors de la puberté, les appétits vénériens ne soient pas diminués; mais si l'épilepsie a existé pendant la période menstruelle, soit que les règles aient été suspendues, soit qu'elles aient suivi leur évolution régulière, il est rare que l'indifférence et même l'éloignement pour les plaisirs sexuels qui succèdent à l'épilepsie n'aient une durée assez longue.

Souvent une émotion vive, imprévue, une grande douleur ou une grande joie, la gestation, etc., et la femme qui jusque-là n'avait trouvé aucun charme au coït, revient en possession de ses facultés vénériennes. Mais il n'en est pas toujours ainsi, et l'on est obligé, pour ranimer l'ardeur génitale de la femme, de l'aider par l'intervention de l'art. On y parvient d'ailleurs facilement en faisant appel tout à la fois aux excitants moraux et aux excitateurs locaux de toute sorte de la sensibilité génitale.

2° **Circonstances locales**. — Toutes les lésions, pourvu qu'elles entraînent après elles une destruction assez étendue des organes sensitifs du coït, sont susceptibles de déterminer l'extinction de la sensibilité génitale.

Les brulûres, les chancres, etc., produisent, rarement il est vrai, ce résultat fâcheux. Il en est de même de certains accouchements pénibles et laborieux, qui déterminent des lésions plus ou moins graves du côté de la vulve, ou du vagin ou de tout autre organe faisant partie de l'appareil sexuel, et notamment des muscles qui contribuent à l'érection clitoridienne nécessaire pour la manifestation du plaisir.

Cette espèce de froideur dure ordinairement peu, et elle est loin d'avoir l'importance des excès vénériens qui sont la cause la plus réelle et la plus commune de la perte des désirs et du plaisir vénériens.

Ces excès peuvent se produire selon le mode naturel ou d'une manière irrégulière. Les excès de coït rentrent dans la première catégorie; la perversion du sens génital, c'est-à-dire l'onanisme, la tribadie, la sodomie, dans la seconde.

EXCÈS DE COÏT

Les excès de coït, envisagés seulement sous le rapport de la froideur, exercent une action délétère et sur les organes de la copulation et sur le principe des désirs vénériens.

C'est à ce double point de vue que nous nous proposons de l'étudier.

1° Action des excès de coït sur les organes de la copulation.

Le coït fréquemment répété détermine souvent, et cela se voit surtout chez les prostituées, la formation, sur les grandes lèvres, de tumeurs multiples dont les plus communes sont des kystes renfermant un contenu liquide et des abcès.

Les kystes sont remarquables par la fétidité extrême de leur contenu. Elle est telle que les chirurgiens, lorsqu'ils sont obligés d'ouvrir ces tumeurs, se servent d'un bistouri à manche très long pour éviter le contact du liquide et, par conséquent, l'odeur, qui, sans cette précaution, resterait inhérente à leurs mains pendant deux ou trois jours, sans qu'il fût possible de la faire disparaître.

Quant aux abcès, on les observe non seulement aux grandes lèvres, mais encore dans l'épaisseur de la cloison membraneuse qui sépare en arrière le vagin du rectum. Ils ont l'inconvénient, comme les tumeurs précédentes, d'ailleurs, d'être souvent longs à se cicatriser quand on les a incisés et de donner lieu à des conduits fistuleux par où le pus s'écoule incessamment. Cette conséquence est surtout fâcheuse quand il s'agit d'abcès de la cloison recto-vaginale. La fistule qui en résulte, en établissant une communication entre le rectum et le vagin, livre passage aux matières fécales, qui, lorsqu'elles sont liquides, s'engagent par cet orifice et sont expulsées par la vulve.

Cette infirmité prend quelquefois un tel accroissement, chez quelques prostituées, qu'elles ne peuvent plus faire leur métier, et que, devenues à charge à elles-mêmes, elles cherchent un asile pour y terminer leur triste existence : c'est ordinairement, dit Parent-Duchâtelet, l'infirmerie de la prison qu'elles choisissent de préférence, et dans laquelle elles se font enfermer.

Enfin, une autre affection à laquelle sont sujettes les femmes qui font abus du coït, c'est cette transformation particulière que subit la muqueuse vulvaire et vaginale et qui n'est pas sans influence sur le développement du plaisir érotique.

Cette transformation, bien connue du public qui a infligé à la femme qui la porte une dénomination caractéristique, n'est autre chose que la sécheresse et le durcissement de cette membrane : sous l'influence du contact souvent renouvelé de la verge et surtout des lavages fréquents soit avec de l'eau froide, soit avec des substances aromatiques et astringentes, la muqueuse qui revêt les parois de la vulve et du vagin se transforme en une véritable peau, en une sorte de parchemin ridé.

2° *Action des excès de coït sur les désirs vénériens.*

Il est incontestable que les excès vénériens, comme toutes les choses dont on fait abus, engendrent rapidement la satiété et, par suite, l'indifférence. L'influence que ces excès exercent est surtout facile à constater chez les prostituées atteintes d'aliénation mentale, dont le délire, qui est ordinairement le miroir dans lequel viennent se refléter les passions dominantes, ne porte que rarement l'empreinte des idées vénériennes.

Souvent, il n'y a que suspension, et alors la nature, si on la seconde par le repos génésiaque ou par une excitation morale habilement conduite, reprend bientôt ses droits : dans ce cas, la froideur est un accident peu grave. Mais il n'en est plus de même quand les désirs du coït sont définitivement abolis : toutes les ressources de l'art sont inutiles, et la femme est en quelque sorte dans un sexe neutre.

EXCÈS DE PERVERSION DU SENS GÉNITAL

Les formes sous lesquelles peut se présenter la perversion génitale sont aussi nombreuses que les aberrations d'une imagination déréglée. Nous ne citerons, parmi les plus communes, que l'onanisme, la tribadie et la sodomie.

Comme les observations que l'on peut faire sur chacun d'eux s'appliquent à toutes ces perversions du sens génital, nous ne nous occuperons que de la plus fréquente, l'onanisme.

EXCÈS DE MASTURBATION

Sans entraîner toujours les conséquences fâcheuses

que les auteurs, qui ont pris la masturbation pour sujet de leur étude, attribuent à cette déplorable habitude, il est incontestable que les excès d'onanisme pervertissent quelquefois la sensibilité d'une manière étrange.

La sensibilité morale est celle qui est le plus souvent affectée, mais il est rare que, par suite des troubles apportés dans cette dernière, la sensibilité génitale ne subisse pas elle-même l'influence néfaste de l'onanisme.

Le masturbateur, quel que soit le sexe auquel il appartienne, finit toujours par se complaire exclusivement dans ses plaisirs solitaires et passe progressivement, vis-à-vis de l'autre sexe, de l'indifférence à l'aversion la plus prononcée. Pour nous, ce caractère, que tous les observateurs ont signalé comme un phénomène constant, ne tient pas, ainsi qu'on l'a prétendu, à une timidité poussée à l'extrême ou à un sentiment exagéré de la pudeur ; il est au contraire intimement lié à l'onanisme, au même titre que la consomption, le rachitisme, la folie, etc.

La répugnance que le masturbateur éprouve pour les rapports sexuels n'est pas non plus comparable à la satiété qu'engendrent les excès de coït. Ceux-ci étouffent la voix des voluptés génésiaques, quelle que soit d'ailleurs la forme sous laquelle se présentent ces voluptés, tandis que les excès d'onanisme ne glacent que les désirs de la copulation et laissent subsister, s'ils ne l'augmentent encore, l'ardeur pour les plaisirs solitaires.

Sans doute, la froideur que ces habitudes entraînent n'est à proprement parler qu'une froideur relative, puisqu'il reste à la sensibilité génitale un mode de manifestation. Cependant, en considérant que l'onanisme n'est pas l'excitation naturelle de la sensibilité génitale, on peut dire que l'aversion éprouvée par les masturbateurs à l'endroit du rapprochement sexuel constitue un état morbide du moral, aggravé par la perversion de la sensibilité génitale.

V. -- FROIDEUR MORALE

Toutes les causes physiques ou morales qui peuvent ffecter l'individu sont susceptibles de retentir plus ou oins sur le sens copulateur.

Les appareils de l'économie qui entretiennent avec le ens génital les relations les plus intimes et qui trouvent n écho plus sûr et plus direct sont l'appareil digestif t l'appareil cérébral. Ils n'ont, il est vrai, d'influence ue sur deux conditions de coït normal, les désirs et le laisir vénériens ; mais quand on considère que, chez la emme, les désirs et le plaisir vénériens constituent tout e rôle actif qu'elle joue dans le coït, on voit de suite uelle est l'importance, au point de vue de l'impuis-ance, des troubles que peuvent subir ces appareils.

L'influence morale surtout, par suite de l'éducation, u sentiment de pudeur, etc., joue surtout un grand ôle sous ce rapport. Elle est telle que l'on a vu cer-aines femmes tomber dans des attaques de catalepsie outes les fois qu'elles pratiquaient le coït avec leurs aris.

DE LA STÉRILITÉ EN GÉNÉRAL

La stérilité est l'inaptitude à la procréation.

Indépendamment de certaines altérations organiques et de certains états morbides, des circonstances de l'âge, du climat, etc., etc., que nous examinerons plus loin et dont l'influence fâcheuse sur l'acte de la génération est incontestable, il est des conditions générales dont l'action échappe à nos moyens d'investigation, mais qui sont néanmoins susceptibles d'entraîner l'inaptitude à la procréation, une stérilité relative.

§ Ier. — STÉRILITÉ RELATIVE

Parmi les hypothèses nombreuses qui ont été formulées pour expliquer la stérilité, en l'absence de cause évidente, il en est une qui a joui d'un grand crédit et qui est encore aujourd'hui même entourée de la faveur générale, c'est celle que l'on désigne communément sous le nom d'harmonie d'amour.

Cette harmonie a pour base des rapports soit de similitude, soit de dissemblance, et se tire tantôt de la nature physique et tantôt de la nature morale des deux conjoints. « Comment, s'écrie Virey, qui a consacré tout un livre à la défense de son opinion, comment s'établit l'amour le plus pénétrant, le plus parfait, entre les sexes? C'est lorsque la femme est le plus femelle et l'homme le plus viril; c'est quand un mâle, brun, velu, sec, chaud et impétueux trouve l'autre sexe délicat, humide, lisse et blanc, timide et pudique. L'un doit donner et l'autre est constitué pour recevoir; le premier, par cette raison, doit avoir un principe de surabondance, de force, de générosité, de libéralité qui aspire à s'épancher; la seconde, au contraire, étant constituée en *moins*, doit, par sa timidité, tendre à recueillir, à absorber, avec une sorte de besoin et d'économie, le trop de l'autre, pour établir l'égalité, le niveau complet. Ainsi, le résultat de l'union conjugale, ce but de la procréation d'un nouvel être, ne peut être rempli que par cette unité physique et morale dont parlent Pythagore et Platon, au moyen de laquelle les deux sexes s'égalent, se saturent, pour ainsi dire, réciproquement. »

Et, comme si ces paroles ne rendaient pas toute sa pensée et qu'il craignît qu'on ne les appliquât qu'à la partie sensuelle et attractive de la fonction de la génération, Virey revient plus loin sur son système d'harmonie et en montre toute l'influence sur la fécondité. « En effet, dit-il, si l'on unit deux tempéraments semblables, mâle et femelle, comme Voltaire et la marquise du Châtelet, qui ne pouvaient ni se quitter, ni se souffrir longtemps ensemble, cette similitude d'égalité produit une source de querelles et devient une cause de stérilité très remarquable. Ainsi, l'on a vu deux époux, ensemble stériles et s'accusant même d'impuissance et de froideur, devenir, par leur divorce, féconds et ardents avec d'autres individus d'une constitution opposée, etc. »

Cette théorie, dont la paternité appartient en réalité à Aristote, est plus séduisante que bien fondée. Sans doute, il est des faits qui semblent établir d'une manière irréfragable une loi quelconque de rapports : ce sont ceux dans lesquels deux individus, homme et femme, voient leur union stérile, alors que chacun d'eux donne de son côté des preuves manifestes de sa fécondité.

Mais d'abord ces faits sont moins communs qu'on ne pourrait le penser : ils sont, au contraire, extrêmement rares, et, de plus, dans ces cas exceptionnels, il est à peu près certain que les conditions normales de fécondité dans l'un et l'autre sexe sont loin d'être intactes et de s'exercer d'après les principes acquis à la science.

Du côté de l'homme, il est probable que le lancement du sperme ne se fait pas avec la force suffisante pour atteindre le col de la matrice, ou bien que l'éjaculation s'accomplit dans une direction vicieuse et que le sperme va se perdre sur les parois du vagin ou dans les culs-de-sac (fausses routes vaginales).

Du côté de la femme, les déviations utérines, si fréquentes chez elle, en altérant dans le coït les rapports normaux du méat de l'homme avec l'orifice du col ou le museau de tanche, déterminent une stérilité qui n'est ni relative, ni maladive, mais simplement l'effet du défaut d'exacte opposition de l'organe mâle et de l'organe femelle.

Il est en effet hors de doute que, dans les conditions normales de la fécondation, le méat urinaire du membre viril doit se trouver exactement en face de l'ouverture inférieure de la matrice, afin que le sperme puisse pénétrer dans ce dernier organe en sortant par saccades de la verge de l'homme et que toutes les fois que, par un motif quelconque, cette mise en présence de l'orifice urétral de l'homme et de l'orifice utérin est détruite, la fécondation n'a pas lieu. Cela est si vrai que, dans les cas de déviation utérine, si, par un artifice de position ou tout autre moyen, les conjoints parviennent à rétablir le rapport qui doit exister normalement entre l'organe mâle et l'organe femelle, la stérilité cesse aussitôt.

Cependant, il ne faudrait pas croire que la stérilité, en l'absence de toute autre altération des organes gé-

nitaux, soit déterminée constamment par un léger déplacement du col de la matrice. En effet, l'utérus et
son col ont une irritabilité spéciale, indépendante de la
volonté, et dont la femme n'a même pas conscience, qui
fait que, sous l'influence du fluide spermatique, le col
se ramasse sur lui-même, pour ainsi dire, en présentant béante son ouverture inférieure. Que cette excitabilité, qui se produit d'ailleurs en dehors du plaisir
vénérien et qui explique la fécondation de ces femmes
insensibles au plaisir, de ces jeunes filles violées et
prises de force, vienne, pour une raison quelconque,
à faire défaut, il s'ensuivra nécessairement que, le spermatozoïde ne pouvant aller à la rencontre de l'ovule et
le féconder, la femme sera fatalement vouée à la stérilité.

Si, à ces causes multiples de stérilité, on ajoute les
altérations accidentelles des spermatozoïdes et les avortements précoces dont nous dirons quelques mots plus
loin, on se convaincra que les cas de stérilité relative
doivent être excessivement rares et même que la stérilité relative n'existe pas; qu'enfin le système de l'harmonie d'amour ne sert qu'à couvrir l'ignorance des
causes de certaines stérilités.

§ II. — STÉRILITÉ CONSANGUINE

Jusqu'à l'avènement du christianisme, il n'est pas
rare de trouver des peuples chez lesquels étaient permis
les mariages entre les parents les plus rapprochés.

Les Perses épousaient leurs sœurs et leurs mères, les
Mèdes, les Ethiopiens, les Indiens et tous les peuples
soumis à la loi de Zoroastre suivaient la même pratique. En Phénicie, en Carie et en Egypte, les frères et
les sœurs contractaient mariage. Enfin, tandis qu'à
Athènes un frère pouvait épouser sa sœur consanguine,
à l'exclusion de sa sœur utérine, à Sparte, le contraire
avait lieu, et un frère épousait sa sœur utérine, à

'exclusion de sa sœur consanguine ; la loi faisait même
n devoir d'épouser son parent le plus rapproché dans
l'intérêt de la succession.

L'histoire des Arabes, des anciens Germains, des Danois, des Péruviens, dont la population était im-mense
et la vitalité très grande, est également riche en faits
de ce genre.

Le christianisme insista, plus que toute autre religion,
sur la défense de ces mariages entre parents, et la loi
civile, imitant la loi canonique, repousse de son côté
les unions entre parents d'un certain degré.

Ces réformes, qui n'ont été introduites dans la civilisation que pour des raisons morales ou sociales, ont été
de tout temps considérées par les médecins comme
d'excellents préceptes d'hygiène.

En effet, au point de vue des parents, la consanguinité a été accusée de déterminer : 1° la stérilité ; 2° le
retard de la conception ; 3° la conception imparfaite
(fausse couche).

Devay, qui, le premier, a cité des chiffres à l'appui
de cette manière de voir, a dressé une statistique où, sur
121 mariages consanguins, les dommages relatifs aux
parents se répartissent de la manière suivante :

Stérilités absolues.................... 16
Avortements précoces................ 6
Fausses couches..................... 17

Mais, à côté de cette opinion, les preuves abondent en
faveur de l'innocuité des mariages consanguins sous le
rapport de la conception. Bourgeois raconte l'histoire de
25 unions consanguines, suivies de conceptions toujours heureuses, et, parmi ces histoires, il cite celle de
sa propre famille, issue d'un couple consanguin marié
il y a cent trente ans et qui compte 416 membres. Il y
a eu 91 unions toutes fécondes, dont 68 consanguines,
parmi lesquelles 16 surchargées de consanguinité superposée. Cependant, on n'a constaté dans cette famille ni avortements ni retards de conception.

Seguin a noté 1 cas de stérilité sur 10 mariages consanguins; Auguste Voisin, opérant dans la commune de Baly (Loire-Inférieure), en a observé 2 sur 46 ménages consanguins. Enfin, Roubaud, sur 18 observations d'unions consanguines, trouve 2 stérilités absolues et trois femmes qui n'ont porté un produit à terme qu'après un nombre plus ou moins grand d'accouchements prématurés. Dans un de ces mariages entre cousins germains, le mari n'avait qu'un testicule, ce qui n'empêcha pas la naissance de trois enfants, tous les trois brillants d'intelligence et de santé.

Ces exemples, que nous pourrions multiplier, prouvent donc que les mariages entre consanguins ne sont pas une cause de stérilité, ou même d'un simple trouble dans la gestation. Ils ne portent même pas atteinte, comme on l'a dit, en se répétant pendant plusieurs générations, à la vitalité du produit, car la plupart des familles nobles dont on cite l'extinction rapide ou dont quelques-unes ne sont parvenues, dit-on, à perpétuer leur nom qu'au moyen de substitutions ou de bâtards, étaient au contraire, d'après Benoiston de Châteauneuf, très fertiles, et leur extinction est due surtout à la guerre, qui moissonnait à la fois et le père et les enfants, et à l'état ecclésiastique qu'embrassaient ceux de ces nobles qui ne suivaient pas la carrière des armes.

Il est bien entendu qu'il n'est pas question ici des cas où les époux sont porteurs d'un vice héréditaire ou diathésique. Alors, comme le dit M. André Sanson, la consanguinité élève l'hérédité à sa plus haute puissance, et cette diathèse, s'aggravant en se métamorphosant à chaque génération, peut affaiblir simultanément ou séparément les zoospermes et les ovules, de manière à ce que la fécondation soit nulle ou la gestation impossible.

§ III. — STÉRILITÉ DIATHÉSIQUE

Les diathèses ne sont des causes de stérilité qu'autant

qu'elles s'accompagnent d'un trouble dans la sécrétion du testicule ou des ovaires, ou bien d'une altération des produits de ces sécrétions. En dehors de ces conditions, la fécondation est toujours possible.

Quand elle a lieu, l'action morbide des diathèses sur la faculté génératrice s'exerce tantôt en tarissant, faute de vitalité, les sécrétions testiculaires ou ovariennes, comme dans la tuberculisation; tantôt en étouffant le produit de cette sécrétion, en remplissant de matières morbides les canaux sécréteurs, comme dans la syphilis, le cancer, les tubercules, etc. Dans ces deux cas on constate ou l'absence des spermatozoïdes, ou la cessation de la menstruation. D'autres fois, la diathèse altère la vitalité du zoosperme et de l'ovule, ou, ce qui est plus commun, elle l'enlève à la muqueuse utérine comme dans la scrofule, l'anémie, etc , de telle sorte que, dans l'un et l'autre cas, l'ovule fécondé manque des conditions de la vie et meurt le plus souvent dans le premier mois de l'imprégnation; ailleurs enfin, la diathèse porte son action morbide sur un des organes de l'un ou l'autre sexe et empêche la jonction du produit mâle et du produit femelle.

Mais ces lésions, quelles qu'elles soient, ne sont pas toujours une cause permanente de stérilité. Certaines, il est vrai, celles qui dépendent de la diathèse cancéreuse ou tuberculeuse sont au-dessus des ressources de l'art et rendent la non-fécondation absolue et incurable; les autres, au contraire, disparaissent avec l'affaiblissement ou la guérison de la diathèse elle-même, comme cela a lieu pour la scrofule et la syphilis. Les dernières enfin peuvent simplement être délogées de l'appareil génital, de telle sorte que la stérilité cesse, malgré la présence de la diathèse dont les manifestations se sont transportées sur un autre point de l'économie; les choses se passent souvent de la sorte dans les lésions des diathèses catarrhale, congestive, arthritique, herpétique, etc.

§ IV. — STÉRILITÉ SUPPOSÉE

Il ne s'agit ici, comme dans la stérilité relative, ni d'un déplacement d'organe, ni d'un trouble de vitalité, ni, comme dans la stérilité diathésique, d'une lésion anatomique, mais, au contraire, d'une prétendue stérilité dans un état de santé en apparence parfait et au milieu des circonstances générales et locales, les plus favorables à l'acte de la procréation.

Cet ensemble de conditions n'est point imaginaire, il se rencontre souvent au contraire : on voit en effet des ménages dans lesquels l'un des deux époux ne peut avoir d'enfants, et pourtant, si c'est l'homme, il est impossible de constater un trouble quelconque dans la fonction séminale, dont le produit a tous les caractères du meilleur sperme ; si c'est la femme, les actes ovarien et utérin s'accomplissent dans les conditions les plus normales, à ce point que la conséquence de ces actes, la menstruation, est parfaitement régulière.

Il est certain aujourd'hui que, dans ce cas, la stérilité n'est qu'apparente, que la fécondation a eu lieu, mais que pour un motif quelconque, par le fait d'une diathèse, comme cela a lieu pour la syphilis, ou d'une qualité inhérente à la femme, l'embryon a avorté à une époque plus ou moins rapprochée de son imprégnation, mais suffisante toutefois pour que l'avortement passe inaperçu.

Ce fait n'est pas douteux pour les syphilitiques, que l'on a crus si longtemps stériles.

S'il est vrai, en effet, et l'observation journalière ne laisse aucun doute à ce sujet, que le virus syphilitique tue l'enfant et en détermine l'expulsion à une époque plus ou moins avancée de son développement, on doit admettre que cette expulsion fœticide s'exerce, pour ne parler que de la vie intra-utérine, depuis le moment de l'imprégnation du germe jusqu'à celui qui marque le terme naturel de la gestation. Quand l'accident arrive après la manifestation des symptômes de la grossesse, il ne reste aucun doute sur l'avortement; mais si, au contraire, l'accident se produit dans les premiers jours de la fécondation, et surtout si l'intervalle qui sépare l'imprégnation du germe de son expulsion n'a que la durée d'un mois, l'avortement passe inaperçu, et la femme ne se doute, ni qu'elle a été fécondée, ni qu'elle a fait une fausse couche.

Ce qui a lieu dans les cas de diathèse syphilitique se produit également dans tous les autres états diathésiques, et, comme nous l'avons dit, sans germe patent d'affection, sans aucune altération appréciable.

Il est possible quelquefois d'avoir la preuve matérielle de ce fait, chez les prostituées notamment, que leur métier expose plus spécialement aux fausses couches. Comment, en effet, expliquer l'irrégularité de la menstruation qu'elles présentent si fréquemment, si ce n'est en les attribuant à une conception et à une véritable grossesse? En effet, ces interruptions des règles se terminent par l'expulsion de ce qu'elles appellent un *bondon*, lequel n'est qu'un véritable œuf humain.

Mais, dans tous les cas d'avortement précoce, il n'est pas possible de retrouver l'ovule, parce qu'il se rompt avec la plus grande facilité et que ses débris se perdent entraînés par le sang qui s'écoule de la vulve. Cependant, interrogez les femmes avec soin, elles vous diront qu'elles éprouvent quelquefois et, sans cause connue, des malaises, des nausées, surtout le matin en se levant; tantôt les règles sont en retard, tantôt en avance et, chose à peu près constante, l'hémorrhagie est plus abondante qu'à l'état habituel. Ces phénomènes morbides, qu'elles attribuent à un trouble passager, ne sont autres que les symptômes d'une grossesse, bientôt suivie de l'expulsion du produit de la conception et dont la femme n'avait pas conscience. Pour elles, comme pour les personnes non prévenues, tout se réduit à un dérangement passager de la menstruation, auquel il est toujours facile de trouver une explication au milieu des circonstances diverses, morales ou physiques, qui agissent sur la sensibilité de la femme.

M. Roubaud va plus loin. Selon lui, tout coït entre individus possédant tous les caractères de la fécondité, c'est-à-dire, pour l'homme, l'existence dans le sperme d'animalcules doués de vie et, pour la femme, une menstruation régulière, est fatalement, nécessairement suivi de fécondation. De même qu'il est des femmes qui avortent régulièrement au sixième ou au septième mois de leur grossesse, il en est d'autres qui avortent constamment dans le premier mois de la fécondation.

En pratique, cette distinction est de la plus haute importance. Convaincu, en effet, qu'il a affaire à un avortement, le médecin ne renverra pas sa malade comme incurable; il recherchera les causes de cet avortement précoce, et, une fois mis sur la trace de cette cause, il sera naturellement conduit à une thérapeutique à laquelle probablement il n'eût jamais songé sans cette indication.

DE LA STÉRILITÉ
CHEZ LA FEMME

Indépendamment du coït, dont nous n'avons plus à nous occuper ici, la femme dans l'acte de la génération a un rôle essentiellement complexe. Elle sécrète d'abord dans les profondeurs de ses organes un produit qui, pour arriver du lieu où il est formé au point par lequel il s'écoule à l'extérieur, parcourt des voies semées d'écueils et d'obstacles nombreux.

Ce premier acte de son rôle, dont elle n'a pas conscience et qu'elle remplit par les lois seules de son organisation, une fois accompli, la femme doit ensuite recevoir et conduire, jusqu'au produit de sa sécrétion propre, l'élément indispensable que lui fournit le mâle ; puis, ces deux éléments en présence, présider à leur union et offrir un lieu convenable au résultat de cette union, afin qu'il rencontre toutes les conditions nécessaires à son développement ultérieur.

En résumé, la femme a donc, dans son rôle, quatre étapes à fournir :

1º L'acte de sécrétion et de progression du produit femelle, c'est-à-dire l'ovulation, comprenant les fonctions ovarienne et tubaire ;

2° L'acte de réception et de progression du produit mâle comprenant les fonctions du col de la matrice;

3° L'acte de réunion du produit mâle et du produit femelle comprenant la fonction d'imprégnation ;

4° L'acte de gestation, comprenant les fonctions de la matrice.

Nous aurons donc à examiner quatre groupes bien distincts d'altérations fonctionnelles pouvant entraîner la stérilité chez la femme et correspondant aux quatre actes physiologiques admis ci-dessus.

I. — TROUBLES DE L'OVULATION

L'ovulation ou l'acte ovarien se compose de la fonction ovarienne, de la fonction tubaire et de la fonction menstruelle.

Nous aurons donc à nous occuper des troubles que peuvent présenter ces différentes fonctions.

§ I. — TROUBLES DE LA FONCTION OVARIENNE

A. — *Anomalies des ovaires.*

Pour que cette infirmité soit une cause de stérilité, il faut nécessairement que les deux ovaires fassent simultanément défaut. Il est évident en effet que, si l'un des deux organes est bien conformé, la conception peut se produire, absolument comme chez l'homme qui n'a qu'un testicule, pourvu que celui-ci ait sa constitution normale.

Les ovaires jouent un rôle si important dans l'acte de la génération qu'il est rare que leur absence ne se complique pas au moins d'un arrêt de développement d'autres organes, comme les trompes de l'utérus. Le vagin est également plus étroit qu'à l'ordinaire, et les nymphes et le clitoris sont à l'état rudimentaire.

Ces anomalies de l'appareil génital ne se traduisent le plus souvent au dehors par aucun signe qui permette d'en supposer l'existence. Beaucoup de ces femmes, en effet, n'ont pas de barbe au menton, contrairement à ce que disent certains auteurs; leurs seins sont normalement développés, et le seul indice qui mette sur la voie du diagnostic est l'absence absolue des règles et une stérilité irrémédiable.

Arrêt de développement. — Mais les ovaires ne font pas toujours complètement défaut : souvent ils existent à l'état de vestiges, plus ou moins complets. Néanmoins, même alors que l'arrêt du développement est porté assez loin, la stérilité n'en est pas la conséquence nécessaire, si l'ovaire rudimentaire peut encore sécréter des ovules.

B. — *Lésions organiques des ovaires.*

La texture éminemment vasculaire, spongieuse, érectile de l'ovaire, dit M. Cruveilhier, le grand développement, eu égard à son volume, de ses vaisseaux et surtout de ses veines, la nature de ses fonctions qui le fait participer si activement à l'orgasme du coït et aux divers troubles auxquels est exposé l'acte de la fécondation; l'âge de retour qui porte principalement sur cet organe; voilà les circonstances principales qui expliquent et la fréquence et le caractère particulier de ces maladies.

Celles-ci sont nombreuses : ce sont l'inflammation et ses conséquences, des épanchements sanguins, des collections purulentes, des dégénérescences de toutes sortes : cancéreuses, graisseuses, osseuses, cartilagineuses, etc.,

Tous ces états pathologiques, dont le point de départ se trouve moins souvent dans le parenchyme de l'ovaire que dans les organes vésiculaires qui sont contenus dans son intérieur, ont ordinairement pour effet la stérilité, mais à deux conditions : la première, que les deux ovaires soient simultanément atteints ; la seconde, qu'aucune des parties de leur tissu ne reste intacte.

Si l'un des deux ovaires conserve son intégrité, quel que soit le degré d'altération que l'autre ait subi, il peut à lui seul déterminer l'hémorrhagie menstruelle et suffire aux nécessités de la conception. Il serait facile en effet de rapporter des exemples de fécondation dans des cas où, par suite d'atrophie, de dégénérescence, de déplacement, ou de toute autre cause, un seul ovaire a pu continuer à émettre des ovules.

De plus, l'altération des deux ovaires, pour amener ce résultat, doit encore atteindre toutes les parties du tissu ovarien. Cette remarque, qui avait déjà été faite par Morgagni, a été confirmée par les recherches de M. Chereau, qui a vu devenir mères des femmes atteintes de dégénérescence énorme, mais limitée, des deux ovaires.

Les chances de la fécondation, malgré l'altération que l'ovaire peut avoir subie, sont donc encore nombreuses, car il est rare que ces deux conditions se trouvent réunies chez le même individu.

Mais comment déterminer d'une manière précise l'existence de ces deux conditions de stérilité ? Comment surtout reconnaître celle qui est relative à l'altération totale du tissu de l'ovaire ? Les moyens directs que le médecin possède pour arriver à ce résultat : la palpation des parois abdominales, la percussion, l'auscultation, la mensuration, le toucher vaginal et le toucher rectal, ne donnent en effet que des renseignements incomplets. Seul le toucher rectal pourrait éclairer les médecins, mais toutes les faces de l'ovaire ne peuvent être explorées par le doigt introduit dans le rectum ; en outre, l'organe, que rien ne fixe, cède sous la pression exercée sur lui et fuit.

Un guide plus certain, c'est l'hémorrhagie menstruelle, mais il y a des ovulations sans hémorrhagie, et il est bien difficile de dire si la suppression des règles tient à l'état de l'ovaire ou bien à une disposition particulière inhérente à la femme. Cependant, quelques signes peuvent mettre sur la voie de cette anomalie. D'abord, les faits d'ovulation régulière sans flux menstruel et avec intégrité de l'organe qui fournit le sang, c'est-à-dire la matrice, sont beaucoup moins fréquents qu'on ne le pense ; ensuite, quand une hémorrhagie utérine n'accompagne pas le travail d'expulsion de l'ovule, il se produit sur un point de l'organisme, quelquefois même sur l'organisme tout entier, des modifications qui trahissent l'accomplissement de cette importante fonction : les seins se gonflent et deviennent douloureux, les lombes deviennent le siège de tiraillements pénibles, de tranchées, de véritables souffrances ; quelquefois l'écoulement sanguin est remplacé par une hémorrhagie nasale ou auriculaire, etc. : tous phénomènes que l'on n'observe jamais dans le cas d'absence ou de suppression hémorrhagique par suite de l'altération des ovaires. Enfin, dans ce dernier cas, l'habitude des menstrues antérieures vient encore éloigner la pensée que l'absence des règles est due à un état inhérent à la femme.

C. — *Altération de position des ovaires.*

Des causes multiples et variées peuvent entraîner les ovaires loin de la position qui leur est assignée. Ces dérangements, qui exercent une influence considérable sur les conditions de la fécondation, sont simples ou compliqués : simples si l'ovaire, altérant seulement ses rapports anatomiques, reste plus ou moins flottant dans le ventre ; compliqués si l'ovaire, s'engageant dans une cavité normale ou accidentelle, cesse de nager dans l'abdomen. Dans le premier cas il y a déplacement, dans le second il y a hernie.

Les **déplacements** de l'ovaire peuvent être dus à deux causes différentes : tantôt ils sont la conséquence d'un état pathologique des ovaires et sont déterminés par l'augmentation du volume et du poids de ces organes; tantôt ils sont le résultat d'adhérences avec les parties voisines qui les entraînent avec elles dans les déplacements que ces parties subissent.

Dans la première variété, le déplacement est direct ou indirect. Dans l'un, les deux ovaires, également affectés par la maladie, quittent leur position par le fait de leur propre poids; dans l'autre, un seul des ovaires est malade, et celui qui reste sain n'abandonne sa place que parce que l'ovaire malade lui imprime un mouvement de traction ou de bascule.

Dans la seconde variété, les causes du déplacement sont plus nombreuses que dans le cas précédent. La mobilité des ovaires flottant dans le bassin, leurs relations avec la masse intestinale non moins mobile qu'eux, leurs rapports avec une membrane aussi facilement inflammable que le péritoine, expliquent la facilité d'adhérences, causes de semblables déplacements.

Il est extrêmement difficile, excepté dans le cas où les ovaires ont subi une augmentation de volume et de poids, de reconnaître que ces organes ont quitté la place qu'ils occupent ordinairement dans l'abdomen. La palpation et le toucher abdominal ne fournissent que des renseignements incomplets, et la percussion elle-même est impuissante à limiter deux organes qui peuvent si facilement se dérober sous quelques anses intestinales. Quant à l'hémorrhagie menstruelle, qui est souvent alors altérée dans son type, ses altérations peuvent être rattachées à tant d'autres causes, qu'on ne saurait lui accorder une bien grande attention.

Il n'en est plus de même des antécédents de la malade qui jettent parfois une lumière très vive sur l'obscurité de la lésion. C'est ainsi surtout que la connaissance d'une péritonite antérieure, ou de toute autre inflammation d'un des organes quelconques du bassin, pourra faire supposer, en présence d'une stérilité que rien n'explique, que les ovaires ont contracté un déplacement anormal par le fait d'adhérences avec les parties avoisinantes.

Hernie des ovaires. — Cet accident est rare : la science pourtant en possède plusieurs exemples dont l'authenticité ne saurait être révoquée. Une des plus remarquables est celle de cette jeune fille dont Percival Pott a rapporté l'histoire et qui présentait aux aines deux tumeurs extrêmement douloureuses. L'opération ayant été pratiquée, on trouva chacune des tumeurs constituée par un petit corps, de la forme d'une amande, qui n'était autre que l'ovaire,

Ce n'est pas, comme on pourrait le croire, en suspendant le travail physiologique de l'ovaire que la hernie de celui-ci met obstacle à la fécondation, mais seulement parce que l'ovaire ainsi déplacé ne présente plus les rapports topographiques normaux qui l'unissent à la trompe.

D. — *Corps étrangers des ovaires.*

Les productions les plus diverses ont été rencontrées dans les ovaires. Les énumérer ici serait chose fastidieuse. Il suffit de savoir que tous exercent sur la faculté génératrice une action identique, que nous étudierons dans le titre suivant à propos des kystes de l'ovaire.

§ II. — ÉTAT PATHOLOGIQUE DE L'OVULE

Les états pathologiques de l'ovule capables d'empêcher soit son imprégnation, soit son développement pendant la vie intra-utérine, reconnaissent trois origines différentes.

Tantôt c'est en lui-même que l'ovule puise la cause de son dépérissement, tantôt dans le zoosperme qui lui communique la vitalité, tantôt dans l'utérus auquel il demande asile et nourriture.

Le germe d'affaiblissement et de mort que le spermatozoaire peut apporter à l'ovule réside dans des états pathologiques que nous n'avons pas à étudier ici.

Plus loin, en parlant des troubles de la grossesse, nous dirons les conditions défavorables que l'ovule peut rencontrer dans l'utérus. Il ne reste donc plus à cette place qu'à examiner les causes d'affaiblissement et de mort que l'ovule porte en lui-même.

Ces causes peuvent s'adresser à l'embryon ou à la vésicule qui le renferme.

A. — *Maladies de l'embryon.*

L'arrêt ou l'absence de développement de l'embryon peuvent être occasionnés par une maladie des ovaires, par une maladie de l'ovule, par une irritation mécanique de ce dernier, par un état morbide général de la mère ou par des circonstances dont l'influence échappe le plus souvent.

Au point de vue des ovaires, on peut dire que tout ce qui diminue la nutrition de ces organes affaiblit la vitalité de leur produit, et qu'avant d'arriver à une atrophie complète, ils n'émettent plus que des ovules dont les embryons sont incapables de supporter les métamorphoses auxquelles ils sont destinés.

Sous le rapport de l'ovule, nous verrons tout à l'heure que toutes les maladies qui l'affectent et qui altèrent les conditions anatomiques et physiologiques des enveloppes protectrices de l'embryon, entraînent fatalement le dépérissement et la mort de celui-ci.

Quant à la mère, les maladies diathésiques et héréditaires impriment seules au produit ovarien, soit un affaiblissement, soit un mode particulier de vitalité. Maintenant pourquoi telle femme syphilitique, par exemple, fait-elle une fausse couche alors qu'une autre atteinte de la même maladie générale mène sa grossesse à terme? C'est ce que nous ignorons.

Quand l'embryon est frappé de mort, il est dissous ou résorbé, et l'ovule n'est plus qu'une poche distendue

par un liquide albumineux limpide et filant ; il peut
alors se détacher, et c'est ce qui a lieu le plus souvent,
mais il n'est pas rare non plus, si ses membranes sont
intactes, de le voir continuer son développement et simuler une grossesse. Quelquefois, tout en se développant, l'ovule dégénère et donne naissance à ce qu'on
appelle un môle.

Enfin, sa rétention prolongée détermine l'hydropisie
de l'utérus.

B. — *Maladies de l'ovule.*

Les enveloppes de l'ovule, fécondé ou non, peuvent
être affectées de dégénérescences hydatique ou grais-
seuse, d'épanchements de liquide séreux entre l'une et
l'autre des membranes qui constituent ces enveloppes,
d'hémorrhagies développées dans leur épaisseur, etc.

Ces altérations des enveloppes de l'ovule empêchent
l'œuf de suivre son développement normal : tantôt l'embryon disparaît, comme nous l'avons vu plus haut,
dans les trois premiers mois de la fécondation ; tantôt
le développement atteint par l'embryon ne permet pas
à celui-ci d'être absorbé, et alors il y a fausse couche à
une époque plus ou moins tardive.

§ III. — TROUBLES DE LA FONCTION TUBAIRE

La trompe est un canal qui fait communiquer l'ovaire
avec la matrice. Si l'on songe que ce canal est extrêmement étroit et qu'il doit livrer passage à l'ovule, on
comprend de quelle valeur doivent être au point de vue
de la fécondation les moindres altérations de cet organe.
Celles-ci heureusement sont rares : profondément situées
dans l'abdomen, les trompes sont en effet à l'abri des
violences extérieures, et le plus souvent les altérations
qu'elles subissent ne sont que la propagation de l'affection d'un organe voisin. Cependant elles peuvent être

malades essentiellement, et c'est à l'étude de ces lésions, les plus importantes, que nous consacrerons les pages suivantes.

I. — Vices de conformation des trompes utérines.

Les trompes peuvent faire complètement défaut ou exister seulement à l'état de vestige.

L'absence complète de ces organes est un fait assez rare ; quand on l'a rencontrée, elle coïncidait toujours avec l'absence ou un arrêt de développement de l'utérus. Cela s'explique naturellement, puisqu'au début la trompe et la matrice ne forment qu'un seul organe. Quelquefois, plus rarement, on constate aussi l'absence des ovaires et des ligaments suspenseurs de la matrice ; mais, dans tous les cas, si les trompes manquent des deux côtés, la stérilité est absolue et irrémédiable. Si, au contraire, l'absence n'est qu'unilatérale, la fécondation est possible, comme il y en a des exemples.

Développement rudimentaire. — Conformations vicieuses. — Nous n'entrerons pas dans les détails de ces vices de conformations : elles exigent des connaissances spéciales et nous exposeraient peut-être, par conséquent, à ne pas être compris ici. Nous nous bornerons à dire que ces anomalies se lient le plus ordinairement à des anomalies semblables du côté de la matrice ou des ovaires et qu'elles sont toujours une cause irrémédiable de stérilité.

II. — Lésions organiques des trompes utérines.

Rupture de la trompe. — Cet accident est rare : on l'a observé cependant dans certains cas, et notamment lorsque le produit de la conception, au lieu de se développer dans la matrice, évolue dans la trompe.

Oblitération des trompes. — Des causes nombreuses et de nature fort différente : l'inflammation des débris cancéreux ou tuberculeux, l'accumulation des mucosités résultant d'un état catarrhal de ces organes, peuvent obstruer la trompe. On comprend, sans qu'il soit nécessaire d'y insister, l'influence néfaste que cet accident exerce fatalement sur la génération.

III. — Adhérences des trompes utérines.

A la suite de certaines maladies, des adhérences se font quelquefois entre diverses courbures des trompes. Il en résulte soit des raccourcissements, soit des déformations, qui diminuent et oblitèrent même l'intérieur du canal. Une stérilité absolue est la conséquence de ces états pathologiques.

IV. — Déplacements des trompes utérines.

Ces cas sont excessivement rares, et ce que nous avons dit des déplacements et des hernies des ovaires, avec lesquels ils se confondent, nous dispense de nous étendre sur ces affections.

§ IV. — TROUBLES DE LA FONCTION MENSTRUELLE

Dans l'ordre naturel, la femme ne commence à être apte à la génération qu'après l'établissement des règles, et elle ne conserve cette aptitude que tout le temps pendant lequel cette fonction s'accomplit régulièrement chaque mois.

Il n'en pouvait être autrement, d'ailleurs, puisque cette hémorrhagie est produite par le travail congestif qui expulse un ovule de l'ovaire.

Bien qu'on ait cité quelques faits exceptionnels de conception en l'absence de toute hémorrhagie périodique, il ne faut pas croire qu'il n'y ait aucun rapport entre l'expulsion de l'ovule et la métrorrhagie. Dans ces cas, en effet, au lieu de se faire sentir sur la matrice elle-même, l'excitant résultant du travail ovarien détermine, dans un organe voisin ou même éloigné, la congestion dont l'utérus est ainsi privé. C'est ainsi que l'on voit l'hémorrhagie se produire par le nez, par les oreilles, par l'anus, et quelquefois même par la peau.

En présence du rôle considérable que les règles jouent dans la vie génitale de la femme, on est naturellement conduit à se demander s'il n'existe pas une relation profonde entre l'activité menstruelle et la fonction génésiaque, tant au point de vue procréateur que sous le rapport du coït. D'après les recherches faites sur ce sujet par un des hommes les plus autorisés, Négrier, la durée de la vie menstruelle et l'abondance de l'hémorrhagie mensuelle seraient complètement subordonnées à l'activité fonctionnelle de l'ovaire. En d'autres termes, une menstruation hâtive serait toujours suivie d'une ménopause tardive.

L'absence des règles n'est donc pas incompatible avec la conception; elle ne l'est que lorsqu'elle est liée à l'absence ou à l'atrophie des ovaires, que celle-ci soit congénitale ou qu'elle soit consécutive à une altération de ces organes par le fait de la maladie. Dans ces cas, la stérilité est radicale et absolue.

Heureusement, toutes les suspensions de règles ne sont pas dues à des causes si graves; dans le plus grand nombre des cas, au contraire, cet accident est sous la dépendance d'un affaiblissement de l'activité fonctionnelle des ovaires, ou bien d'une dépression profonde de l'économie tout entière, comme cela a si souvent lieu à la suite des maladies aiguës; mais il suffit alors de relever les forces générales pour voir les règles se rétablir et en même temps la femme recouvrer son aptitude à la fécondation.

II. — TROUBLES DE LA RÉCEPTION SPERMATIQUE

§ Ier. — VICES DE CONFORMATION DU COL DE LA MATRICE

Avant de pénétrer dans l'utérus et de là dans les trompes, où il rencontrera l'ovule, le sperme est nécessairement obligé de traverser ce conduit étroit qui fait correspondre la matrice avec le vagin et qui constitue ce que l'on appelle le col de l'utérus. On comprend donc facilement que l'intégrité de ce passage soit une des conditions essentielles pour que la fécondation ait lieu.

Le vice de conformation qui doit le premier attirer notre attention, c'est l'absence complète du col. Elle correspond toujours, sauf dans quelques cas extrêmement rares, avec l'absence de la matrice, dont le col fait essentiellement partie. La conséquence de cette anomalie est nécessairement une stérilité complète et irrémédiable.

Arrêt de développement du col. — Le développement rudimentaire de l'utérus et, par suite, de son col, a été noté aussi souvent que l'absence complète. Dans ce cas, comme dans le précédent, la fécondation est impossible.

Conicité du col. — Chez un certain nombre de femmes, le col de la matrice est extraordinairement développé. Cette augmentation de longueur, qui tantôt porte sur la totalité de cet organe et tantôt n'affecte qu'une de ses parties, est, dans beaucoup de circonstances, une cause absolue de stérilité. Il advient en effet, ou que le col utérin, poussé par la verge, se coude sur lui-même, soit en avant, soit en arrière, de manière à diriger en haut son ouverture; ou qu'il se croise avec le membre viril, de telle sorte que le produit de l'éjaculation va se perdre dans le vagin.

Mais ces circonstances mécaniques ne sont pas les seules qui empêchent la femme d'être fécondée. La conicité du col coïncide fréquemment en effet avec une étroitesse extrême de l'ouverture de cet orifice; celles-ci, alors même que les conditions mécaniques que nous venons de rapporter ne se produiraient pas, suffiraient à elles seules pour empêcher la rencontre du spermatozoïde et de l'ovule.

La stérilité qui résulte de ces anomalies n'est pas absolue ; le hasard peut, dans quelques cas, diriger les choses de telle sorte que, en dépit de ces conditions fâcheuses, le sperme trouve une issue pour pénétrer dans la matrice; mais les femmes qui, ainsi constituées, sont assez heureuses pour concevoir, n'ont ordinairement qu'un enfant, rarement deux.

L'amputation du col est le seul moyen de remédier à cette infirmité.

Etroitesse du col. — D'autres fois, le col a conservé sa longueur normale, mais il est imperméable, soit par le fait de la maladie, soit de naissance.

Dans le premier cas, l'étroitesse s'appelle une oblitération; dans le second cas, elle se nomme une imperforation.

L'étroitesse consécutive, l'oblitération rentrant nécessairement dans le cadre des lésions organiques du col, nous nous occuperons seulement ici de l'imperforation.

L'étroitesse congénitale a presque toujours son siège à l'ouverture du col qui regarde le vagin ou dans un point voisin.

La nature de l'obstacle est tantôt une simple membrane qui tapisse cet orifice, tantôt un véritable tissu musculaire identique à celui dont l'utérus est constitué.

Ce vice de conformation, qui ne s'accompagne ordinairement d'aucune anomalie de l'appareil génital, passe ordinairement inaperçu jusqu'à la puberté. A cette époque, il se trahit par les symptômes qui caractérisent la rétention des règles.

Quand le col de l'utérus est fermé par une simple

membrane, c'est un vice de conformation peu grave; il suffit de percer cette dernière soit avec des ciseaux, soit avec un trocart, pour le faire disparaître. Il n'en est plus tout à fait de même quand l'imperforation tient à la présence du tissu dont nous avons parlé : l'opération est tout à la fois plus délicate et plus compliquée que la première.

Le plus ordinairement, il n'y a qu'une simple étroitesse d'une des deux ouvertures du col de la matrice; mais cette étroitesse est suffisante pour amener souvent la stérilité et pour produire toujours l'évacuation difficile des règles, si l'on ne s'y hâte d'y remédier, soit en pratiquant la dilatation forcée ou progressive du col, soit, si ce moyen est insuffisant, en recourant à une opération chirurgicale.

§ II. — LÉSIONS ORGANIQUES DU COL DE LA MATRICE

A l'exception de quelques dégénérescences qui ne sont même pas toujours une cause de stérilité, puisqu'on a vu des femmes portant un cancer au col de la matrice être fécondées, aucune lésion organique n'empêche, par elle-même, le sperme d'arriver dans la matrice.

Mais il n'en est pas de même des affections consécutives à ces lésions organiques du col qui affectent tantôt la perméabilité seulement du canal utérin, et tantôt le col tout entier, dont elles altèrent tout à la fois la capacité, la direction et le volume.

A. — *Oblitération totale ou partielle du col.*

Les affections capables d'amener l'étroitesse du col utérin n'aboutissent pas toujours aux mêmes effets : tantôt elles diminuent seulement le diamètre du canal utéro-vulvaire (rétrécissement), tantôt elles donnent naissance à des produits anormaux ou à des brides qui interceptent sa perméabilité (obstruction), tantôt, enfin, elles en déterminent l'occlusion complète par l'adhérence de ses parois (oblitération).

Dans tous ces cas, les conditions de progression du sperme à travers le col de la matrice sont assez profondément modifiées pour que la fécondation soit singulièrement compromise.

Rétrécissement du canal utérin.

Il est ordinairement amené ou par l'inflammation soit aiguë, soit chronique, ou par l'engorgement du col.

Rétrécissement inflammatoire.

Celui-ci est constitué tantôt par le durcissement de la muqueuse qui revêt le col de l'utérus, tantôt par un bourrelet du tissu cellulaire sous-jacent à cette muqueuse, tantôt par une induration du tissu même du col. La distinction entre ces trois variétés de rétrécissement est assez difficile à faire sur le vivant; elle a d'ailleurs peu d'importance au point de vue du traitement.

On remédie facilement à ces rétrécissements inflammatoires en dilatant le col au moyen de l'introduction répétée de sondes dans la cavité de cet organe, ou en substituant à celles-ci des substances dilatatrices qu'on laisse à demeure pendant un ou deux jours.

Rétrécissement congestif.

Ce rétrécissement, en quelque sorte mécanique, est dû à la pression exercée sur le canal utérin par les organes voisins engorgés. Dans ce cas, l'ouverture extérieure tantôt disparaît comme au fond d'un entonnoir et tantôt, au contraire, est proéminente par l'effet du gonflement des lèvres du col, qui le ferment par l'augmentation de leur volume.

Le plus souvent, cet engorgement du col est, comme nous venons de le dire, produit par un état inflammatoire; mais, dans quelques circonstances, sous l'empire d'une coustitution pléthorique ou d'une menstruation insuffisante, il n'est pas rare de voir les lèvres du col de la matrice augmenter considérablement de volume, ré-trécir le canal utérin et mettre obstacle au passage du sperme.

Peu importe d'ailleurs le mécanisme suivant lequel le rétrécissement congestif a lieu : cet accident est toujours facile à combattre : il suffit de décongestionner les par-ties, par une application de sangsues ou de scarifications, pour voir le col revenir à son calibre primitif et, par suite, pour que la femme recouvre son aptitude à la fé-condation.

Obstruction du canal utérin.

L'obstruction du canal utérin peut être amenée par des circonstances de diverse nature : tantôt elle est due à la présence d'un ou de plusieurs calculs; tantôt elle est formée par une tumeur née sur le col même ou dans l'intérieur de la matrice; tantôt elle tient à des excroissances charnues qui remplissent le col d'une vé-ritable végétation; tantôt elle est occasionnée par la fermeture des brides ou par l'exsudation de fausses membranes; tantôt enfin elle reconnaît pour cause les mucosités sécrétées par la matrice et dont l'abondance ou le durcissement créent au passage du sperme un obstacle souvent infranchissable.

Ces accidents n'ont en général rien de grave; en les supprimant, on fait disparaître l'inaptitude à la procréa-tion qui résultait de leur présence. Or, l'ablation de ces productions anormales est ordinairement chose fa-cile.

Oblitération du canal utérin.

L'inflammation, l'ulcération et la cautérisation du

col utérin sont les causes les plus ordinaires de l'oblitération de cette ouverture, et, si celle-ci n'est pas aussi fréquente que l'on pourrait s'y attendre, eu égard à la fréquence des causes que nous venons de rapporter, cela tient uniquement à la sécrétion de la muqueuse, qui, dans toutes ces circonstances, est accrue, et dont le produit fait l'office de corps isolant.

Cependant, cette circonstance heureuse ne se produit pas toujours ; il arrive trop souvent encore que la matière plastique sécrétée par les parties malades ne soit pas maintenue sur ces dernières, et alors, jetant des racines sur un point opposé, elle rapproche et réunit en ces points les parois du conduit utérin et en détermine l'oblitération complète, ou seulement sur une étendue plus au moins considérable.

De là la nécessité, pour rendre perméable au sperme le col oblitéré, de rétablir le passage dans son intégrité ou tout au moins dans sa viabilité, soit en débridant ou en disséquant les parois adhérentes, soit simplement, quand l'oblitération ne porte que sur un point, en forçant l'obstacle avec le bout d'une sonde.

B. — *Allongement hypertrophique du col.*

On décrit dans le col de la matrice deux portions : une portion sous-vaginale, située au-dessous de l'insertion du vagin sur le col, et une portion sus-vaginale, c'est-à-dire une portion située au-dessus de cette insertion.

Chacune de ces portions peut, sous des influences diverses, augmenter plus ou moins considérablement de longueur, s'allonger outre mesure, au point, comme on en a vu des exemples, de venir faire saillie à l'extérieur.

Cette affection a reçu le nom d'hypertrophie sus ou sous-vaginale du col, suivant la portion du col affectée.

Hypertrophie sous-vaginale du col. — Elle se

produit dans trois conditions très différentes qui légitiment les trois variétés suivantes :

1° Hypertrophie congénitale ;
2° Hypertrophie par défaut d'involutiou ;
3° Hypertrophie morbide.

La première variété nous a déjà occupé quand nous avons parlé des anomalies du col et notamment de sa conicité.

Nous n'ajouterons ici que quelques mots pour compléter ce que nous avons dit.

Bennet, en Angleterre, assure avoir rencontré chez des vierges des cols d'une longueur de 9 centimètres et qui s'échappaient de la vulve sous forme d'un doigt volumineux. Cette longueur nous semble un peu exagérée ; mais il n'est pas nécessaire que le col ait subi un pareil allongement ni qu'il ait franchi l'orifice vulvaire pour comprendre combien sa présence près de cet orifice rend difficiles et quelquefois impossibles les rapports sexuels, non seulement à cause des douleurs qui en résultent pour la femme, mais encore par l'obstacle tout mécanique que le col hypertrophié apporte à l'introduction de la verge. De plus, la stérilité accompagne presque toujours cet état soit par suite de l'impuissance dont nous venons de parler, soit à cause de la forme conique du museau de tanche qui nous a occupé plus haut, soit à cause du rétrécissement du canal cervical qui résulte de l'hypertrophie des tissus.

La seconde variété, hypertrophie par défaut d'involution, trouvera sa place, plus naturellement qu'ici, dans l'exposition que nous ferons dans un paragraphe spécial de l'involution et des modifications imprimées à la matrice par un excès ou par un défaut de ce travail physiologique.

Il ne nous reste donc plus à examiner que l'hypertrophie morbide, qui constitue la troisième variété, et qui est de beaucoup la plus commune.

L'hypertrophie morbide ne se forme jamais spontanément ; elle ne se produit au contraire que d'une manière.lente, à la suite de lésions plus ou moins profondes du col, telles que congestions répétées, inflammation et ulcérations prolongées de la muqueuse, etc.

Elle s'accuse par des tiraillements dans la région des lombes, dans les flancs et même dans le ventre. Debout, il semble à ces femmes que la matrice va s'échapper de la vulve; couchées, elles sentent une pesanteur à droite ou à gauche et un changement de direction du tiraillement; assises, elles éprouvent comme un refoulement des organes et s'exposent à une douleur vive si elles prennent cette position sans précautions et sans ménagement.

Par le toucher et l'examen au spéculum, on constate une augmentation considérable dans le volume du col qui peut atteindre la grosseur d'un œuf de poule et même du poing. C'est surtout chez les femmes qui ont eu des enfants qu'il atteint des proportions considérables.

Nous n'entrerons pas ici dans l'énumération des nombreuses déformations que le museau de tanche subit dans ces conditions. Nous dirons seulement que l'hypertrophie du col entraîne l'abaissement de l'organe tout entier par l'augmentation du poids que l'hypertrophie détermine, et que cette complication, qui a lieu surtout dans les cas de relâchement du vagin et des ligaments suspenseurs de la matrice, par le fait d'accouchements antérieurs, est encore une cause qui expose par elle-même à la stérilité, alors que l'hypertrophie du col est impuissante à la produire.

Il ne faudrait pas croire en effet que cet allongement hypertrophique du col utérin soit un obstacle constant à la fécondation. Huguier et d'autres observateurs ont rapporté des faits d'hypertrophie coïncidant avec un état de grossesse; mais il faut reconnaître que la stérilité et bien souvent la difficulté du coït résultent de cet état anormal du col de la matrice.

Au point de vue du coït, l'obstacle est tout mécanique: l'introduction de la verge dans le vagin est rendue impossible par l'augmentation de volume que prend quelquefois le col et qui, par son allongement, bouche d'une manière complète l'orifice vulvaire. Dans le cas même où cet orifice n'est pas occupé par le col faisant saillie au dehors, l'espace laissé libre dans le vagin est insuffisant pour permettre un coït complet; alors l'organe mâle heurte violemment l'organe femelle et le coït devient un supplice, auquel la femme se refuse ou qu'elle n'accepte qu'avec une douloureuse résignation.

Au point de vue de la fécondation, en ne nous occupant que des cas où le col hypertrophié n'a pas franchi l'orifice vulvaire, l'harmonie de rapport entre le méat urinaire de l'homme et l'ouverture utérine est rompue, le pénis croise le col de la matrice et le sperme va se perdre inutilement au fond du vagin.

Quelquefois l'hypertrophie ne porte pas sur les deux lèvres à la fois du col utérin, et une seule, l'antérieure le plus communément, subit une augmentation de volume plus ou moins considérable. Dans ce cas la stérilité n'est pas moins fréquente que dans les précédents, la lèvre hypertrophiée retombant alors sur la lèvre saine et fermant ainsi tout passage au sperme.

Heureusement, ces tristes conséquences de l'hypertrophie du col ne sont pas toujours au-dessus des ressources de l'art, car fréquemment cette affection cède à l'usage prolongé de la médication fondante ou, ce qui est plus sûr encore, à la résection du col hypertrophié, opération peu grave, peu douloureuse et presque toujours suivie de succès.

2° **Hypertrophie sus-vaginale du col.** — La maladie que l'on désigne ordinairement sous le nom de prolapsus, de précipitation, de chute complète de la matrice, n'est, très généralement, autre chose que l'hypertrophie longitudinale de la portion sus-vaginale du col de l'utérus, qui, en s'allongeant, descend dans le vagin, renversant celui-ci et le retournant à la manière d'un doigt de gant, et entraînant, en avant, la partie de la vessie qui lui est adhérente et quelquefois aussi, en arrière, le rectum lui-même.

Le déplacement de tous ces organes donne lieu à une tumeur parfois énorme, qui vient pendre entre les cuisses de la femme, et dont le centre occupé par le col hypertrophié est le siège d'une douleur vive et d'une sécrétion abondante de mucus et de pus. La menstruation est longue, abondante. Les rapports sexuels sont presque impossibles et la stérilité est à peu près constante.

Du côté de la vessie, les besoins d'uriner sont fréquents, mais la miction est difficile, le réservoir urinaire étant soustrait à la pression des viscères qui, à l'état normal, reposent sur lui, et le canal de l'urètre étant fortement fléchi.

De même, du côté de l'intestin, une constipation mécanique est la conséquence de cet état.

La station debout est presque impossible, ainsi que la moindre marche ou le moindre travail ; des tiraillements et des douleurs se font sentir dans la région lombaire, dans les aines, dans le ventre. Enfin à tant de souffrances s'ajoutent bientôt les troubles de la nutrition, qui portent une atteinte grave à tout l'organisme.

Comme la variété précédente, l'hypertrophie de la portion sus-vaginale du col est une cause fréquente d'impuissance et de stérilité ; la tumeur formée, comme nous l'avons dit, du col hypertrophié, d'une partie de la vessie et quelquefois du rectum emplissant le vagin, dont la capacité est encore rétrécie par le mouvement de sa paroi propre, s'opposant ainsi à l'introduction de la verge.

Cependant il est des cas dans lesquels la tumeur ne descend pas jusqu'à la vulve, ou bien est artificiellement remontée dans le vagin, de manière à permettre l'entrée du pénis et par conséquent le coït. La fécondation est alors possible, ainsi que le constatent quelques observations conservées dans la science. Malheureusement ces faits sont exceptionnels, car, dans presque tous les cas d'hypertrophie sus-vaginale un peu prononcée, il survient consécutivement des altérations des trompes et des ovaires qui mettent obstacle à la fécondation.

Enfin cette affection est d'autant plus fâcheuse que la plupart des moyens employés pour la combattre restent sans succès, et que l'amputation du col, la seule qui pourrait être tentée avec avantage, est une opération grave qui peut entraîner la mort de la malade.

§ III. — LÉSIONS VITALES DU COL DE L'UTÉRUS

Le col de la matrice, sous l'empire de l'excitation du coït et surtout sous l'action du sperme violemment projeté contre lui, entre dans un état particulier d'excitabilité qui imprime aux fibres musculaires, circulaires et longitudinales qui entrent dans sa structure, une série de mouvements successifs de contraction et de dilatation ; ces contractions et ces dilatations alternatives produisent un effet à peu près analogue à celui des pompes aspirantes, et présentent au sperme sortant de la verge une ouverture de réception plus grande et le facilitent en même temps dans sa progression à travers le col.

Sans doute cette excitabilité du col utérin n'est pas absolument indispensable à l'entrée et à la marche du sperme dans le col utérin : le hasard peut aboucher l'orifice du col et le méat urinaire de la verge d'une façon assez précise pour que la liqueur séminale arrive jusque dans la matrice par la seule force de projection qui lui est imprimée ; mais si ce sont là des exceptions dont il faut tenir compte, ces circonstances s'éloignent trop des conditions générales et régulières de la fécondation pour entrer dans les prévisions de la science et du bon sens le plus commun.

Les mouvements du col utérin secondent donc si puissamment l'entrée et la marche du sperme dans l'organe femelle, que son absence et même son insuffisance doivent être, dans beaucoup de cas, un empêchement à l'arrivée du sperme dans l'utérus.

Cependant, il ne suffit pas que cette excitabilité existe pour que la fécondation se produise ; il importe encore qu'elle soit contenue dans de certaines limites, afin d'éviter la prédominance exclusive, soit des contractions, soit des dilatations, dont le résultat, dans l'un et l'autre cas, est la non-arrivée du sperme dans l'utérus.

En conséquence, les lésions vitales du col de la matrice susceptibles de contrarier le passage de la liqueur séminale, de l'organe mâle dans l'organe femelle, sont constituées tantôt par la diminution et tantôt par l'augmentation de l'excitabilité nécessaire à la réception et à la progression du sperme.

Mais avant d'examiner l'étude spéciale de chacune de ces affections, il convient de rechercher quels rapports il y a entre cette excitabilité utérine et le plaisir sexuel chez la femme, et puisque, ainsi que nous venons de le voir, l'excitabilité utérine est intimement liée à la fécondation, quelles sont les relations que cette dernière entretient avec le plaisir sexuel. En d'autres termes, peut-on préjuger de la fécondité d'une femme par la somme de plaisir qu'elle prend au coït? Nous n'hésitons pas à répondre par la négative.

Tous les jours, en effet, les femmes sont fécondées en apportant dans l'acte sexuel l'indifférence, le dégoût, et même la haine; au milieu des souffrances qu'entraîne souvent la perte de la virginité, ou au milieu des douleurs morales et physiques du viol. Evidemment, dans ces circonstances, la volupté ou même la plus simple émotion amoureuse n'a point été nécessaire pour l'excitabilité du col de la matrice, et cependant la fécondation s'est faite par l'action seule de la vitalité propre de cet organe.

Mais si l'excitabilité utérine est indépendante, dans de certaines limites, de l'existence du plaisir vénérien, il n'en est plus de même, dans beaucoup de cas, quand ce plaisir atteint une puissance trop forte.

Les mariages d'amour et les femmes trop passionnées sont également stériles. Dans les ardeurs et les tressaillements d'un coït épileptiforme, la matrice, convulsivement contractée, resserre et bouche l'ouverture du col et force ainsi le sperme à s'égarer sans profit dans le vagin; de plus, dans les convulsions de la volupté, les rapports d'opposition de l'organe mâle et de l'organe femelle sont altérés, et cette cause toute mécanique, bien connue des femmes habiles dans l'art d'éviter les grossesses, joue un rôle plus important qu'on ne le pense dans la stérilité des femmes à tempérament de feu.

Le délire érotique ne condamne cependant pas absolument toutes les femmes à l'infécondité. Dans ce cas, en effet, la matrice ne participe pas à l'excitation générale, et elle continue à fonctionner régulièrement au milieu de ce désordre d'action qui caractérise toutes les autres fonctions de l'organisme. Ici encore, le plaisir vénérien ne peut donc être pris comme thermomètre de l'excitabilité utérine, et c'est ailleurs qu'il faut chercher les signes de la diminution ou de l'augmentation de son énergie.

Insuffisance de l'excitabilité de la matrice.

Les causes qui peuvent amener cet état sont nombreuses; elles sont générales ou locales.

Les premières sont celles qui agissent sur l'économie tout entière ou sur le système nerveux en général.

Quelquefois, les troubles de l'innervation ou de la nutrition sont purement locaux, et la diminution de l'excitabilité du col est quelquefois indépendante de toute affection anémique ou nerveuse. Deux causes peuvent les provoquer : la continuité de coïts incomplets, les excès vénériens.

Coït incomplet.

On appelle ainsi, au point de vue de la femme, l'excitation voluptueuse, sans réception de la liqueur spermatique dans ses organes.

Les résultats du coït incomplet, souvent répété, sont les suivants :

Le désir et la volupté vénérienne éveillent, comme nous l'avons déjà dit, la sensibilité de la matrice, et la préparent à recevoir l'excitation normale du sperme. Si celle-ci fait défaut, la sensibilité utérine, éveillée par la volupté du coït, réagit sur la motilité d'une manière confuse et sollicite des contractions sans règle et sans suite. Que ces manœuvres se renouvellent et durent un certain temps, la sensibilité utérine finira nécessairement par ne plus répondre qu'à l'excitation copulatrice et à devenir étrangère à l'influence de l'action séminale. De là aussi des ulcérations fréquentes du col de la matrice. « On dirait, suivant l'image de M. Roubaud, une terre brûlée par le soleil qui, en l'absence d'une pluie bienfaisante, se fendille et se crevasse. »

Si donc la femme n'apporte au coït que l'indifférence, l'excitabilité du col se perd, comme toutes les fonctions qui ne sont plus exercées, et c'est ainsi que s'explique l'infécondité des femmes qui se marient après trente-cinq ans.

Mais, froides ou passionnées, on rencontre tous les jours des femmes qui, à la suite de coïts incomplets longtemps répétés, perdent également la faculté de concevoir. En voici un exemple frappant : un médecin avait borné à un enfant son ambition personnelle ; pendant dix-huit ans, dans la crainte d'en avoir un second, il n'avait pratiqué que des coïts incomplets, éjaculant hors des organes de sa femme.

A dix-huit ans, l'enfant mourut. Le père voulut alors réparer cette perte ; mais la nature le punit de l'avoir si longtemps frustrée : ses efforts furent inutiles.

Disons cependant que, par le fait seul de l'exercice de la fonction ou à la suite d'un traitement sagement entendu, la matrice peut, dans quelques cas malheureusement rares, recouvrer sa sensibilité normale, rendant ainsi à la femme l'aptitude génératrice qu'elle avait compromise. C'est spécialement à l'électricité qu'il faut demander l'excitabilité du col perdue; c'est à ce puissant agent que nous avons dû souvent des succès inespérés.

Excès vénériens.

Les abus des organes sexuels par le coït peuvent avoir lieu de deux manières. Tantôt, et c'est le cas chez les filles publiques, la femme reste étrangère à l'acte qu'elle accomplit, et le coït se réduit alors, suivant l'expression de Champfort, « au contact de deux épidermes ». Tantôt, la sensibilité de la femme est excitée par le désir, et la volupté est la conséquence de cette intervention. Dans le premier cas, il n'y a abus que de l'organe du coït; dans le second, il y a abus du sens générateur et de tous ses attributs : désirs, tressaillements amoureux, volupté, etc.

Les excès vénériens peuvent donc se diviser en deux catégories : les excès de coït et les excès voluptueux.

Avant Parent-Duchâtelet, on pensait communément que les prostituées étaient généralement stériles et que, sans que l'on s'expliquât comment, leur inaptitude à la fécondation était un attribut presque nécessaire de leur honteux métier. Parent-Duchâtelet a montré qu'il n'en était rien, que ces femmes devenaient au contraire fréquemment enceintes, mais que, soit qu'elles le provoquassent par des moyens criminels, soit qu'il fût la conséquence de leur mode de vie, l'avortement plus ou moins précoce était le résultat ordinaire de leur conception. Il montra que les nombreux retards, que les nombreuses irrégularités que ces femmes présentaient si fréquemment dans l'évolution de leurs règles, se terminaient toujours par l'expulsion d'un corps étranger, qu'elles nomment un *bondon*, et qui n'est autre qu'un véritable œuf humain.

Ces conceptions fréquentes n'auraient lieu cependant, d'après cet auteur, que chez les filles jeunes ou qui n'exercent que depuis quelque temps seulement leur triste métier. Cependant, il est incontestable que, lorsqu'une de ces malheureuses dit adieu au lupanar, se marie ou rentre dans les conditions d'une vie régulière, non seulement elle montre, comme toute autre femme, l'aptitude à la fécondation, mais encore elle retrouve la faculté de porter à terme le fruit de sa conception et de lui communiquer une vitalité qui n'est pas inférieure à celle des autres enfants.

Les excès copulateurs ne sont donc une cause de stérilité ni dans le présent, ni dans l'avenir; mais en est-il de même pour les excès amoureux? Nous ne le pensons pas.

Si, en effet, on étudie d'assez près ces femmes dont Paris abonde, qui tiennent en quelque sorte un rang intermédiaire entre la prostituée et la femme honnête et qui dissimulent, sous un métier quelconque, leur véritable manière de vivre, on remarque que ces femmes galantes qui commettent des excès de coït nombreux, mais auxquels le plaisir n'est pas étranger, ont, au début de leur carrière, de fréquentes conceptions, qu'elles mènent fréquemment à terme, mais que, après un temps plus ou moins court de cette vie exubérante de plaisirs et de voluptés, elles perdent toute aptitude à la fécondation et ne rendent même plus le bondon des filles publiques. On remarque enfin que les excès voluptueux compromettent chez elles les droits à la maternité, non seulement dans le présent, mais encore dans l'avenir; car, contrairement à ce qui arrive pour les prostituées, elles ne recouvrent pas en général la faculté procréatrice lorsqu'elles rentrent dans le calme de la vie conjugale. Et pourtant, rien n'explique chez elles cette conséquence fâcheuse de leur vie de débauche, ni l'irrégularité des règles, ni la moindre altération dans la conformation du col de la matrice.

En l'absence d'aucun trouble général, d'aucune lésion locale de l'appareil générateur, il est assez difficile de remédier à cette grave infirmité. Cependant, l'électricité peut rendre ici des services, ainsi que cela eut lieu dans un cas très remarquable, observé par moi, chez une femme qui, au bout d'un mois de cette médication, avait recouvré la faculté de concevoir.

Augmentation de l'excitabilité du col de la matrice.

Nous avons vu précédemment que, si aucun lien direct n'unissait l'organe récepteur du sperme et l'appareil du coït et que si, par conséquent, on ne pouvait mesurer le degré de vitalité de la matrice sur l'énergie des jouissances érotiques, on pouvait cependant, jusqu'à un certain point, préjuger l'activité de l'une par la puissance de l'autre.

Ces rapports entre les spasmes cyniques et ceux du col utérin, qui découlent non d'une sympathie directe, mais des lois générales de l'économie, ont été de tout temps notés non seulement par les médecins, mais par les observateurs de toutes sortes.

Dans son livre sur la *Nature des choses*, le poète Lucrèce parle de ces prostituées qui se livrent à des mouvements désordonnés non pour augmenter la volupté, mais pour éviter de devenir grosses.

L'existence des spasmes utérins, leur coïncidence avec les spasmes cyniques sont donc des faits bien réels et depuis longtemps reconnus.

Peut-on prévoir les cas où, pendant le coït, la matrice sera agitée de mouvements spasmodiques? Ces prévisions se tirent des circonstances mêmes qui augmentent l'excitation érotique : les unes morales, comme l'amour comprimé, la lecture des romans, les concerts, les spectacles ; les autres physiques, telles que le tempérament, les habitudes de mollesse, la répétition fréquente des rapports sexuels, etc.

Mais, nous le répétons, les spasmes cyniques n'impliquent pas fatalement les spasmes utérins : de même que les premiers peuvent atteindre une activité considérable sans que les seconds se manifestent, de même ceux-ci peuvent se produire au milieu du calme d'un coït indifférent et même au milieu des émotions déprimantes d'un coït forcé.

Cependant, quelle que soit la froideur que la femme apporte au rapport sexuel, comme il se produit pendant le coït, par la seule présence de la verge, une action toute locale, mais qui, prolongée, peut quelquefois se transformer en excitation voluptueuse, on peut admettre que la même influence se fait sentir aussi sur la matrice et que le coït devient ainsi la cause de mouvements spasmodiques.

Mais, en dehors de ces influences locales ou de voisinage, la matrice est soumise, comme tous les organes de l'économie, aux lois de l'innervation générale, et, à ce titre, elle peut être affectée d'un excès d'irritabilité qui, sous l'action de son excitant habituel, le sperme, ira jusqu'à l'état spasmodique.

§ IV. — CORPS ÉTRANGERS DANS LE COL DE LA MATRICE

Indépendamment des productions morbides, telles que tumeurs, mucosités durcies, et dont nous nous sommes déjà occupé au sujet de l'obstruction accidentelle du col de la matrice, des corps étrangers, venus du dehors, peuvent également oblitérer la cavité de ce canal. Il en résulte nécessairement, pour la muqueuse, un état continuel d'irritation qui n'est pas sans amener rapidement des accidents très graves. Toutefois, la stérilité, qui en est la conséquence, n'est que passagère et disparaît avec la cause qui l'a fait naître.

§ V. — ALTÉRATION DE POSITION DU COL DE LA MATRICE

Nous avons dit que, pour que le sperme passât de l'organe mâle dans l'organe femelle, il fallait que le méat urinaire de l'homme fût en parfaite opposition avec le col de la matrice. Par conséquent, toutes les

fois que, pour une raison quelconque, ce rapport viendra à être rompu, la femme sera menacée de stérilité.
Les déviations de la matrice, quand elles sont perma-
nentes, sont faciles à reconnaître. Mais il n'en est pas
de même de celles qui ne se produisent que pendant le
coït et qui disparaissent après lui. Cependant, bien
qu'elles soient impossibles à constater, il n'est pas douteux que ces altérations de position passagères n'existent, et c'est par elles seules que l'on peut s'expliquer
beaucoup de faits qui paraissent étranges, tels que la
conception après un long temps de stérilité ou la fécondation facile avec un individu et impossible avec un
autre, etc.

Ces déplacements passagers et fugaces, qui ne laissent aucune trace après le coït, peuvent être divisés en
deux catégories distinctes : les uns passagers, les autres
permanents.

A. — *Déplacements passagers.*

Il est peu de femmes dont la matrice et surtout le col
se trouvent dans l'axe du vagin et qui, explorées attentivement, ne dénotent une déviation légère de cet organe en avant, en arrière ou latéralement : par lui-
même, ce déplacement est insuffisant à entraîner la
stérilité; il faut donc admettre, en l'absence de tout
autre motif, que, pendant le coït, cette déviation légère
s'accroît au point d'empêcher le passage du sperme
dans la matrice.

Ce déplacement de l'utérus ne peut être dû qu'à une
mobilité très grande de cet organe, en vertu de laquelle
il participe à tous les mouvements exécutés par le bassin; elle peut d'ailleurs être reconnue en dehors du
coït, grâce aux différences de position qu'affecte le col
de la matrice, suivant la situation que l'on fait prendre
à la femme soumise au toucher vaginal.

Les causes de cette mobilité sont diverses. Tantôt
elle est due à la laxité des ligaments qui doivent fixer la

matrice ; tantôt à l'engorgement d'un point de l'utérus qui, insuffisant à produire un déplacement définitif, entraîne tout l'organe par son propre poids ; tantôt, enfin, c'est dans un des deux ovaires qu'il faut chercher la cause de cette mobilité.

Pendant le coït, l'utérus oscille selon la position adoptée par la femme. Aussi peut-on, en reproduisant cette position, constater directement par le toucher la déviation utérine. Une mère de quatre enfants, dont les rapports sexuels ont toujours un résultat négatif dans la position horizontale, a été fécondée quatre fois, alors que le bassin se trouvait dans la position verticale. Dans celle-ci seulement, le col de la matrice se trouvait en opposition parfaite avec le méat urinaire. Dès que la femme se couchait, on constatait une version très prononcée tantôt en avant, tantôt en arrière, tantôt sur les côtés, suivant qu'elle se couchait sur le dos, sur le ventre ou sur les côtés.

Quand le déplacement est déterminé par l'augmentation de poids d'une partie de la matrice engorgée ou de l'un des ovaires, la déviation de la matrice n'a lieu que dans une seule situation. Ici encore, la constatation du déplacement est faite, et même, dans quelques cas, la cause peut en être reconnue par le toucher rectal.

Sous le rapport de la stérilité, les accidents que nous venons de signaler n'ont aucune gravité. Il suffit, pour contrebalancer leur influence, de conseiller à la femme une position convenable pendant le coït et même, au besoin, d'immobiliser l'utérus au moyen d'une éponge ou d'un tampon de ouate.

Quant à la cause du déplacement, on ne peut la combattre qu'autant qu'elle est bien connue, et, dans ce cas, la thérapeutique varie suivant la nature de la déviation.

B. — *Déplacements permanents.*

Les déplacements permanents de la matrice se font

tantôt suivant l'axe de cet organe, c'est-à-dire suivant un plan qui, partant du milieu de la vulve, irait aboutir au sommet de la matrice, en passant par l'ouverture du museau de tanche et le conduit qui y fait suite; tantôt en dehors du plan tracé par cet axe.

De là deux groupes de déplacements, qui, eux-mêmes, se subdivisent en deux genres, selon que la totalité de la matrice ou seulement le corps de l'organe prend part à la déviation.

La direction des déplacements constituant le premier groupe est nécessairement celle de l'axe du vagin, et les diverses variétés de la maladie ne peuvent être que des degrés plus ou moins prononcés de ces déplacements.

La direction, au contraire, des déplacements comprenant le deuxième groupe se fait dans tous les sens.

I. — DÉPLACEMENTS SUIVANT L'AXE DU VAGIN

A. — *Déplacements de la totalité de la matrice.*

Déplacement en haut. — Il s'observe à la suite d'une maladie de la matrice, des trompes ou des ovaires et surtout à la suite d'une péritonite ou d'une métro-péritonite qui, par la formation de brides ou d'adhérences pathologiques, déterminent une fixité anormale de la matrice.

Il peut encore être déterminé par une tumeur siégeant dans le bassin et qui, en se développant, refoule peu à peu les organes qui l'environnent.

On a prétendu que, dans quelques circonstances, ce déplacement en haut de la matrice pouvait s'observer en dehors des causes que nous venons d'énumérer, c'est-à-dire d'une manière essentielle. C'est une erreur qui a sa cause dans la difficulté d'indiquer le point précis où commence l'état morbide et où finit l'état normal, car la hauteur à laquelle se trouve le col est extrêmement variable.

Au point de vue de la stérilité, ces différences de situation n'ont pas une importance bien grande. Le déplacement en haut de la matrice n'a de valeur qu'autant qu'elle est exagérée à ce point qu'un très grand intervalle sépare le gland de la verge et le col de la matrice. Dans ce cas, en effet, il peut arriver que le jet de la liqueur séminale, ayant un trop grand espace à parcourir, ait le temps de se dévier de sa direction rectiligne et aille ainsi manquer son but.

Cette infirmité, qui en réalité n'est que relative, car il suffirait pour la prévenir d'une verge dont la longueur fût en rapport avec celle du vagin, est peu fréquente et rarement poussée au point d'empêcher la fécondation. Quand elle existe, elle est, comme nous l'avons dit, liée à une des circonstances que nous avons fait connaître précédemment, et c'est à ces causes diverses que la médication doit s'adresser.

Déplacements en bas. — Ces déplacements ne sont un obstacle à la fécondation qu'autant que la matrice empêche la copulation soit en remplissant la totalité ou la presque totalité du vagin, soit en faisant saillie au dehors de la vulve. Dans les cas où les déplacements de cette nature sont peu prononcés, on conçoit en effet que, loin d'être un empêchement à la fécondation, ils constituent bien plutôt une condition favorable à cet acte, en diminuant l'espace que doit franchir la liqueur séminale, surtout lorsque le coït s'accomplit avec un homme dont la force d'éjaculation n'est pas considérable. Cette circonstance peut dans quelques cas expliquer la faculté procréatrice que certains individus tels que le débauché usé avant l'âge, le vieillard, montrent avec telles femmes et perdent avec telles autres.

Dans ces conditions, pour que la fécondation soit possible, il suffit de la ramener dans les conditions ordinaires de son accomplissement, en repoussant la matrice dans l'intérieur et en la maintenant en place par des moyens contentifs, tels que pessaires, tampons d'éponge, ceintures hypogastriques, etc.

B. — *Déplacements du corps seul de la matrice. — Inversion.*

Dans cette variété, le fond de la matrice se déprime en cul de bouteille dans l'intérieur même de son corps, se précipite vers l'ouverture inférieure, s'y engage et vient faire saillie au museau de tanche. Tout le corps de la matrice peut ainsi se retourner à la manière d'un doigt de gant, et même la portion la plus inférieure de cet organe, le museau de tanche.

Ce phénomène étrange se manifeste le plus ordinairement sous l'influence de quelque manœuvre intempestive ou brutale faite dans le but de délivrer la femme après l'accouchement. Dans ce cas, c'est un accident très grave qui compromet toujours sérieusement la vie de la malade. Mais il n'en est plus ainsi quand le renversement de la matrice se produit en dehors de l'enfantement. Il est compatible, il est vrai, avec l'existence, mais il expose la femme à des dangers incessants et la prive des rapports conjugaux. On ne connaît en effet dans la science qu'une seule observation dans laquelle la fécondité ait pu se produire avec une telle infirmité.

Le renversement de l'utérus doit donc être considéré comme un obstacle radical à la fécondation dont on doit, par conséquent, par tous les moyens possibles, tenter la réduction. Malheureusement celle-ci n'est pas toujours facile; la tumeur a de plus une grande tendance à se reproduire, et l'on doit s'estimer heureux de pouvoir contenir dans le vagin la matrice même renversée, afin d'éviter l'ablation de cet organe, opération dont quelques rares succès ne peuvent compenser les nombreux revers.

II. — DÉPLACEMENTS EN DEHORS DE L'AXE DU VAGIN

A. — *Déplacements de la totalité de l'utérus. — Versions.*

On appelle version le déplacement de la totalité de la

14

matrice hors de l'axe du vagin, de telle sorte que le col de l'organe se trouve fatalement dans une direction opposée à celle occupée par le corps. Quand celui-ci se porte en avant, qu'il vient s'appuyer contre l'arcade du pubis ou faire saillie à travers les parois de l'abdomen, le col se recourbe en arrière et porte plus ou moins son ouverture vers la concavité du sacrum; il y a alors *antéversion*. Dans la situation contraire, quand le col vient s'appuyer contre l'arcade du pubis, il y a *rétroversion*. Enfin, quand le corps s'incline à droite ou à gauche, le col se déplace dans un sens opposé et il se produit alors une *latéroversion* à droite ou à gauche, suivant la direction occupée par le corps. Dans ces circonstances, l'obstacle à la fécondation consiste dans le défaut d'opposition entre l'orifice inférieur et le méat de la verge, qui ne permet plus au sperme de passer de celui-ci dans celui-là.

Sous ce rapport, la rétroversion et les latéroversions sont moins fâcheuses que l'antéversion. Dans ces conditions en effet, le col de la matrice, empêché par l'arcade du pubis dans son mouvement de bascule, ne cesse pas d'avoir le museau de tanche dirigé en bas, dans le sens où se fait l'ascension du fluide séminal, et il suffit de ramener le col dans l'axe du vagin et par conséquent dans celui de la verge ou de dévier celle-ci dans la direction du col, pour rétablir l'opposition harmonique des deux organes dans un axe accidentel, artificiel pour ainsi dire.

Dans l'antéversion, au contraire, le museau de tanche est non seulement dévié de son axe, mais encore il dirige son orifice dans un sens diamétralement opposé à celui par lequel s'effectue l'ascension du sperme. Par conséquent, il ne servirait à rien de remettre les deux organes dans le même axe si, au préalable, on n'avait pas ramené l'ouverture utérine dans sa direction normale, c'est-à-dire dans la direction de la vulve. Or, tandis que la première opération est toujours possible, la dernière n'est pas sans présenter de grandes difficultés.

Sans doute, toutes les versions n'arrivent pas au degré extrême dont nous venons de parler. Mais, pour que la fécondation soit impossible, il n'est pas nécessaire que la déviation soit très prononcée. La plus légère, en admettant que la verge reste exactement dans l'axe du vagin, ou la moindre déviation de la verge quand c'est le col de la matrice qui reste dans cet axe, suffisent pour entraîner la stérilité. Les prostituées savent bien toutes ces choses, et par un mouvement du bassin qui leur est familier, elles parviennent toujours au moment de l'éjaculation à rompre l'axe de la verge et du col de la matrice.

Quand la déviation utérine est légère il faut peu d'efforts pour ramener la verge dans l'axe du col, et le hasard d'ailleurs s'en charge souvent.

Quand la déviation utérine est plus prononcée, sans qu'elle aille pourtant à un degré très accentué, la fécondation est encore possible sans le concours du médecin, à condition toutefois que le coït soit accompli dans une posture convenable.

Enfin, quand la déviation atteint des limites inaccessibles à toutes les précautions possibles, l'art doit intervenir et ramener les parties déplacées dans leur axe normal.

B. — *Déplacements du corps seul de la matrice. — Flexions.*

Quand le corps seul de la matrice est dévié de son axe et que le col reste dans sa position normale, le déplacement est appelé flexion. Comme la version, il prend le nom d'antéflexion, de rétroflexion, de latéroflexion, suivant que le renversement de l'organe a lieu en avant, en arrière ou sur les côtés.

Dans la flexion, la stérilité, qui précédemment était due au défaut d'opposition entre l'organe mâle et l'organe femelle, est amenée par l'occlusion du canal utérin dont les parois, par le fait de l'angle rentrant qui résulte de la courbure de la matrice, mises en contact, empêchent la pénétration du sperme dans cet organe.

Il faut donc, pour que la fécondation n'ait pas lieu, que l'oblitération du canal soit complète; si en effet les parois utérines ne sont pas exactement accolées l'une contre l'autre, le sperme, grâce aux contractions de l'utérus, peut franchir le défilé et aller remplir son rôle dans les conditions ordinaires. Or, une flexion assez accentuée pour intercepter complètement le canal utérin et par suite entraîner la stérilité est chose assez rare.

Néanmoins, le cas peut se présenter et il importe d'y remédier. L'emploi des moyens mécaniques, tels que le pessaire utérin, certains bandages contentifs, joints à un traitement médical dirigé contre la cause même de la déviation, peuvent quelquefois remplir ce but.

Nous avons déjà étudié et représenté, pages 72 et suivantes, les divers appareils, ceintures et pessaires, destinés à remédier aux déplacements utérins, et nous nous sommes étendu à l'article *Engorgements et déformations de la matrice*, page 143, sur l'efficacité des courants faradiques dans le traitement de ces états morbides; nous ne pouvons qu'y renvoyer le lecteur en y insistant de nouveau. C'est par leur application méthodique et d'après les règles que nous avons tracées que nous avons pu remédier aux déviations de la matrice et faire disparaître la stérilité, qui en était la conséquence inévitable.

III. — TROUBLES DE L'ACTE D'IMPRÉGNATION

§ Ier. — ANOMALIES DANS LA CONSTITUTION DE LA MATRICE

On sait aujourd'hui, d'une manière à peu près certaine, que c'est dans l'utérus lui-même ou dans la partie de la trompe la plus voisine de cet organe qu'a lieu l'acte de l'imprégnation, en d'autres termes, la rencontre du produit mâle et du produit femelle, du spermatozoïde et de l'ovule. Les obstacles qui peuvent s'opposer à cette réunion sont nombreux : ils tiennent pour la plupart à des anomalies dans la constitution de la matrice.

Absence de la matrice. — La première qui s'offre à l'esprit, c'est l'absence de cet organe. Mais le plus souvent cette absence n'est pas réelle, et la matrice existe toujours à un état de développement plus ou moins incomplet. Que l'utérus manque complètement ou qu'il soit représenté par un simple cordon fibreux, la stérilité est fatale, bien que, le plus souvent, les organes externes, dont le développement est indépendant des organes internes, soient parfaitement constitués.

Utérus réduit à moitié. — La matrice ne se développe pas d'une seule pièce, elle se compose de deux moitiés symétriques, qui ont chacune une évolution spéciale, indépendante l'une de l'autre. Que dans ces conditions une seule de ces moitiés vienne à se développer, l'autre restant à un état plus ou moins rudimentaire, la matrice présentera cette conformation particulière que l'on désigne sous le nom d'utérus unicorne.

Il ne semble pas néanmoins que la stérilité soit la conséquence de cette malformation. La fécondation et la gestation sont au contraire possibles, ainsi que le prouve une observation curieuse de Granville, qui rapporte qu'une femme affectée de cette malformation eut onze enfants, tantôt des garçons, tantôt des filles, et mourut à la suite d'un accouchement de deux jumeaux de sexe différent,

Utérus double. — Dans ce cas, les deux moitiés de l'utérus dont nous avons parlé précédemment sont arrivées à un degré de développement parfait, seulement, au lieu de s'accoler l'une à l'autre et de se fondre en une cavité unique par la réunion et la fusion d'une de leurs parois, elles restent plus ou moins écartées l'une de l'autre. Cette monstruosité dans laquelle chaque utérus a son ovaire, sa trompe, ses ligaments et son vagin, n'a été observée que sur des enfants mort-nés ou morts peu après leur naissance.

Utérus double avec cloisonnement. — Ici, l'utérus est partagé extérieurement en deux moitiés. Tantôt chacune de ces moitiés, qui se sont développées également, a le volume d'une matrice normale ; les deux moitiés sont alors intimement unies, de manière à constituer un tout ; les deux cols sont le plus souvent l'un à côté de l'autre ; quelquefois le vagin est également double, et alors il y a deux hymens chez les vierges ; mais le plus souvent le vagin est simple. Tantôt le col et le vagin sont simples, le corps de l'utérus est seul divisé en deux moitiés plus ou moins distantes. La membrane qui sépare la cavité utérine en deux moitiés pénètre plus ou moins vers le col ; elle peut arriver même à l'orifice interne, mais ne pénètre pas jusqu'à l'orifice externe.

Ni la copulation, ni la fécondation ne sont compromises par un utérus double avec cloisonnement, soit que le vagin soit lui-même double ou simple.

Utérus biloculaire. — Dans cette forme l'utérus paraît simple extérieurement, mais sa cavité est divisée en deux moitiés par une paroi mitoyenne qui tantôt se prolonge dans toute l'étendue du vagin, et tantôt ne dépasse pas le col de la matrice.

Ni le coït ni la fécondation ne sont menacés par ce vice de conformation, qui passe souvent inaperçu pendant la vie.

§ II. — LÉSIONS ORGANIQUES DE LA MATRICE

Lésions de continuité. — Nous ne comprenons sous ce titre que les perforations qui se produisent, quand elles ne sont pas congénitales, à la suite de quelques affections chroniques comme le cancer, et qui, se prolongeant jusqu'au rectum ou à la vessie, situés, comme on le sait, l'un immédiatement en avant, l'autre immédiatement en arrière de la matrice, établissent, entre celle-ci et les organes précédents, une communication fistuleuse, vers laquelle, si la face interne de l'utérus est le siège d'une sécrétion abondante, l'ovule peut être entraîné et porté de là, soit par son mouvement propre, soit en vertu des contractions de la matrice, ou par le courant des mucosités utérines, dans la vessie ou le rectum.

Cette lésion, qui est bien rarement justiciable des ressources de l'art, peut donc être, comme on le voit, une cause de stérilité.

Métrite. — La métrite, ou inflammation de la matrice, surtout quand elle est passée à l'état chronique, oblitère quelquefois le col par là formation, au niveau de cet orifice, de brides transversales qui forment une espèce de cloison infranchissable au sperme et à l'ovule.

De plus, la métrite catarrhale donne fréquemment lieu à des sécrétions abondantes et viciées qui peuvent ou empêcher le passage du fluide séminal mécaniquement, c'est-à-dire en obstruant le col utérin et formant à son orifice vaginal un bouchon qu'il n'est pas toujours facile de détacher, et qui empêche d'une manière absolue la pénétration du sperme; ou chimiquement, c'est-à-dire en tuant le zoosperme par l'excès d'alcalinité ou d'acidité que possèdent ces mucosités vaginales.

Arrêt d'involution. — Pendant la grossesse, la matrice, eu égard à l'augmentation considérable de son volume, subit une espèce d'hypertrophie physiologique qui disparaît après l'accouchement. C'est ce travail du retour de la matrice vers son volume normal, après l'expulsion du produit de la conception, que l'on appelle l'involution.

L'involution peut être incomplète (subinvolution) ou bien s'opérer avec excès (superinvolution). Chacune de ces variétés peut être un obstacle à la fécondation, la première en maintenant le volume de l'utérus dans l'état où il était pendant la grossesse; la seconde en amenant l'atrophie de cet organe.

Dégénérescences. — Quelle qu'elle soit, la dégénérescence de la matrice, en faisant perdre aux tissus les conditions anatomiques qui les constituent, altère fatalement les fonctions vitales de l'organe. En effet, les fibres musculaires, tantôt réduites en une espèce de bouillie, comme dans certaine variété du cancer, tantôt durcies comme dans l'ossification, etc., sont incapables de se contracter et privent l'utérus des mouvements de contraction nécessaires à la fécondation.

Affections de voisinage. — Enfin, d'après certains auteurs, les maladies des organes voisins de la matrice, les tumeurs du méat, les maladies du rectum, les hémorroïdes fluentes, la fistule, la fissure, les ascarides, etc., pourraient, en exerçant une action sympathique sur la matrice, être un obstacle à la fécondation.

§ III. — LÉSIONS VITALES DE L'UTÉRUS

Si, comme nous venons de le voir dans le chapitre précédent, les lésions vitales du col de la matrice exercent une influence fâcheuse sur l'aptitude procréatrice de la femme, il n'en est plus de même quand elles siègent sur le corps même de l'organe. La faculté génératrice n'en est pas affectée, et ces lésions n'ont une réelle importance que dans la production de l'avortement précoce.

§ IV. — CORPS ÉTRANGERS DE L'UTÉRUS

Quand des calculs, un polype, une tumeur quelconque viennent à se développer dans la matrice, l'ovule, quelque petit qu'il soit, ne trouvant place pour s'y loger, la fécondation est nécessairement impossible. En admettant même que la vésicule germinale arrive jusque dans l'utérus, sa jonction avec le sperme est rendue impossible par la présence du corps étranger.

Cependant, si l'obturateur n'occupait pas en totalité la capacité de la matrice, la fécondation pourrait encore se produire, ainsi qu'on en a vu des exemples, et alors le corps étranger et la tumeur anormale sont quelquefois expulsés avec le produit de la conception au moment de l'accouchement.

Enfin si, au lieu d'être solide, le corps étranger situé dans la cavité utérine était, comme dans l'hydrométrie ou la tympanite, un liquide ou un gaz, en entraînant, ce qui n'a pas lieu dans le premier cas, la fermeture de l'orifice utéro-vaginal, sa présence déterminerait une cause de stérilité de plus à ajouter à celles qui résultent déjà de leur présence.

IV. — TROUBLES DE LA GESTATION

L'imprégnation obtenue, l'ovule fécondé par le spermatozoaire, le rôle de la femme n'est pas terminé ; il faut maintenant qu'elle porte à bien le produit de sa conception.

Des causes nombreuses peuvent déterminer l'expulsion de celui-ci avant l'époque normale de l'accouchement : elles sont dues à des états pathologiques, qui consistent, tantôt dans un manque de vitalité de l'ovule et tantôt dans un état inflammatoire de ses enveloppes.

L'ovule puise la vitalité nécessaire à son développement, partie dans le produit mâle et partie en lui-même.

Nous n'avons pas à revenir ici sur ce que nous avons dit précédemment de la débilité des spermatozoïdes et de celle des ovules.

La chute précoce de l'ovule est le résultat de cette absence de vitalité, parce que le travail de nutrition, privé de ses éléments, s'épuise bientôt et s'anéantit tout à fait.

Quand, au contraire, les enveloppes de l'embryon sont atteintes d'inflammation suivie d'hémorrhagie, s'effectuant entre les diverses enveloppes qui constituent les parois de l'œuf, il en résulte que l'ovule, entraîné par son propre poids et par les mucosités de la matrice, rompt les faibles attaches qui le retiennent à celle-ci, dont les contractions tendent bientôt à l'expulser.

Quand il est dû à cette condition, l'avortement précoce s'accompagne ordinairement d'un sentiment douloureux du côté de la matrice, de douleurs vives au moment de l'expulsion, et enfin d'une hémorrhagie assez abondante.

De plus, l'avortement par cause inflammatoire se produit presque toujours à l'époque des règles, parce que le travail menstruel exerce toujours une influence plus ou moins fâcheuse sur cet état inflammatoire.

Enfin, cette variété d'avortement, contrairement à ce qui a lieu pour les autres, n'a pas une tendance à se reproduire d'une manière constante, à moins que l'ovule ne soit exposé après chaque fécondation aux mêmes lésions ou au même traumatisme.

Les avortements dont le point de départ est dans la matrice ont, en effet, une fréquence incontestablement plus grande que ceux que nous venons d'étudier : non seulement tout état pathologique dont cet organe est le siège détermine l'expulsion de l'œuf, mais encore cet accident se produit souvent en l'absence même de toute influence morbide.

Les conditions les plus favorables à cette variété d'avortements prématurés sont notamment l'inflammation de la matrice, la métrite, la dysménorrhée membraneuse, etc.

Ces maladies en effet, entraînant avec elles l'exfoliation de la membrane muqueuse qui tapisse la paroi interne de la matrice, déterminent, en même temps que la chute de cette membrane, l'ovule développé à sa surface.

Les mêmes effets d'ailleurs peuvent s'observer à la suite d'excès vénériens, quels qu'ils soient, de coït ou de masturbation.

Après ces influences diverses, viennent toutes les causes susceptibles de troubler l'innervation de la matrice. Telle est la maladie que l'on désigne sous le nom d'hystéralgie et qui a pour effet d'éveiller les contractions utérines, lesquelles détachent l'œuf et l'expulsent.

Tels sont également le refroidissement, le traumatisme, les affections diverses de la matrice et de ses annexes; tels sont aussi parfois les excès vénériens de toutes sortes.

Enfin, nous ajouterons à ces causes toutes celles qui, comme un organisme profondément délabré, une constitution malingre, chétive, maladive, scrofuleuse, etc., sont des conditions essentiellement défavorables à la nutrition et au développement d'un nouvel être.

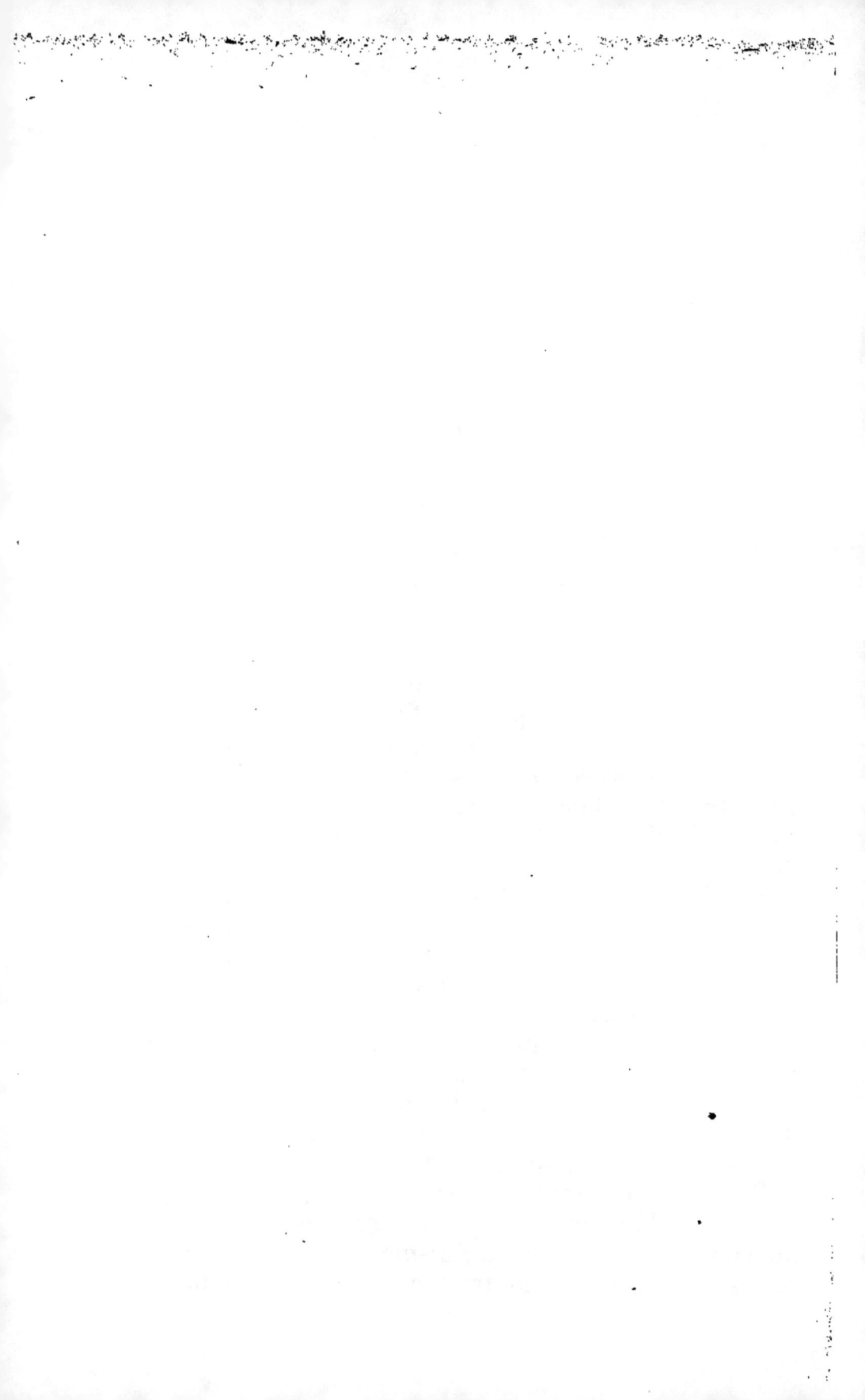

APPENDICE

DE LA FÉCONDATION ARTIFICIELLE

La condition de la fécondation est la rencontre du produit mâle et du produit femelle. Les voluptés du coït ne sont en quelque sorte que des accessoires si peu nécessaires que des femmes ont conçu non seulement dans l'indifférence, mais encore dans l'aversion du coït, au milieu de douleurs physiques ou morales, pendant le sommeil, etc.

L'absence du plaisir vénérien n'est donc pas un obstacle à la fécondation artificielle, pourvu que, par un procédé quelconque, on parvienne à mettre en contact, dans la matrice, le spermatozoaire de l'homme avec l'ovule de la femme.

Mais avant d'examiner les divers moyens à l'aide desquels on peut réaliser artificiellement cette condition capitale, il est bon de rechercher quels sont, du côté de la femme, les obstacles qui peuvent justifier l'intervention du médecin dans ces cas délicats.

Ces obstacles sont d'abord ceux qui gênent l'introduction de la verge, tels que l'étroitesse de la vulve ou du canal vaginal, et le vaginisme ; ce sont ensuite certaines maladies de la matrice et de son col, telles que certains cas de déplacements ou d'hypertrophie de cet organe.

L'étroitesse de la vulve et du vagin, rendant le coït impossible, peut légitimer l'injection spermatique artificielle; toutefois, il y a lieu de se demander préalablement si les malformations qui s'opposent aux rapports sexuels ne seront pas plus tard dans la parturition la cause de désordres mortels pour la mère et pour l'enfant.

Le **vaginisme**, outre qu'il est curable, ne pourra jamais être une occasion de fécondation artificielle, puisque, au pis aller, et en cas d'insuccès absolu des tentatives de guérison, le coït deviendrait toujours possible en plongeant la femme dans le sommeil chloroformique.

Les affections des ovaires et des trompes ne sauraient être justiciables de la fécondation artificielle; il n'en est point ainsi des affections de l'utérus et de son col; en les passant en revue, nous avons constaté qu'on pourrait y remédier généralement, soit avec des appareils appropriés, soit par l'intervention chirurgicale, mais quand ces vices de conformation et ces états morbides déjouent toute thérapeutique médicale et chirurgicale et seuls empêchent la rencontre du produit mâle et du produit femelle, le médecin peut s'adresser aux ressources suprêmes de la fécondation artificielle.

Il est bien entendu que l'abstention serait de rigueur dans le cas où une tumeur, une affection organique de l'utérus ou une étroitesse du bassin rendraient la parturition dangereuse pour la mère et pour l'enfant.

Il est bien évident qu'aucune objection physiologique ni scientifique ne saurait être formulée à une opération qui n'a d'autre but que de suppléer à l'insuffisance de la nature par des moyens absolument rationnels; que si nous envisageons cette intervention au point de vue moral, on ne voit pas comment le médecin pourrait déchoir dans l'estime du public ou dans celle de ses confrères quand il tente une opération inoffensive qui a pour but de remédier aux conséquences d'une infirmité incurable et d'assurer le repos et le bonheur des familles en favorisant la conservation de l'espèce.

MODE OPÉRATOIRE

Nous ne parlerons pas de la méthode vaginale qui blesse la pudeur sans offrir de chances de succès.

La méthode qui se propose de porter directement le sperme dans la cavité utérine est la seule qui puisse être réellement efficace; pour cela deux procédés ont été mis en usage : l'insufflation et l'injection.

L'*insufflation*, qui est due au docteur Girault, se fait au moyen d'une sonde dans laquelle on introduit préalablement le sperme : l'instrument est ensuite placé dans le col de la matrice, puis on souffle avec la bouche de façon à chasser dans l'utérus le liquide séminal.

Ce procédé a l'inconvénient de provoquer l'introduction de l'air dans la matrice et, par suite, des coliques qui peuvent compromettre le succès de l'opération.

L'*injection* peut être pratiquée suivant cinq modes variés, qui en réalité ne diffèrent les uns des autres que par de légères modifications de détail :

M. Dehaut emploie un tube de cristal épais, à cavité capillaire; il présente, à son extrémité utérine, un renflement cylindrique dont la cavité peut contenir un gramme de liquide et qui se prolonge par une partie effilée qui s'introduit dans le col utérin. L'extrémité manuelle de ce tube présente une sorte de cuvette que ferme une lame en caoutchouc bien tendu.

En pressant sur cette membrane, on pousse l'air du réservoir dans le renflement cylindrique, d'où expulsion du liquide contenu dans la cavité utérine.

Marion Sims se sert d'un instrument semblable à la seringue de Pravar pour les injections hypodermiques; une révolution du piston correspond à une goutte de liquide.

L'opérateur recueille le sperme dans le vagin au moment même où la copulation vient de s'accomplir.

Courty recueille le sperme dans une petite seringue de verre chauffée à 40°, et munie d'une sonde utérine au moyen de laquelle il sera facile de le faire pénétrer dans la cavité utérine.

Roubaud se sert d'une sonde aspirante et foulante qui se charge comme une seringue, en aspirant le liquide par la canule C, ou en adaptant à la même canule d'as-

Seringue de Roubaud pour la fécondation artificielle.

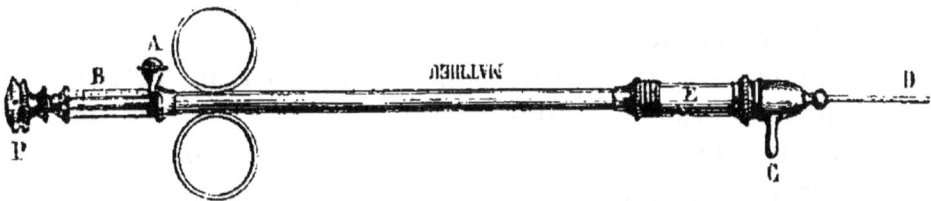

E. Corps de pompe aspirante et foulante, où les soupapes sont remplacées par une sorte de robinet taillé dans le piston lui-même. — C. Canule d'aspiration que l'on allonge à volonté avec un ajutage en caoutchouc. — D. Canule que l'on introduit dans l'utérus. — P. Piston. En tirant sur sa tige, le liquide dans lequel plonge la canule C est aspiré, et le bouton A indique sur la partie graduée B le nombre de gouttes qui ont été amenées dans le corps de pompe. En faisant alors décrire au bouton A une demi-révolution à droite, le piston tourne lui-même, et, en déplaçant une échancrure dont il est armé, il ferme la canule d'aspiration et ouvre celle qui termine la seringue. On n'a plus alors qu'à pousser la tige du piston pour que l'injection soit accomplie.

piration un ajutage en caoutchouc que l'on plonge dans la liqueur spermatique après avoir introduit la canule D dans le col de la matrice.

Avant tout on devra s'assurer de la qualité du sperme, en examinant au microscope la quantité et la vitalité des spermatozoïdes.

L'homme, ayant provoqué lui-même l'éjaculation en dehors de tout regard, recueille son sperme dans un petit flacon de couleur brune, bouché à l'émeri et maintenu dans un bain-marie à une température de 40°.

L'instrument qu'on a choisi est alors chargé de deux à trois gouttes de sperme, et on le maintient dans l'eau chaude jusqu'au moment où l'on va faire l'injection.

La femme étant placée sur le dos sur le bord du lit, les jambes écartées et appuyées sur deux chaises, et le spéculum étant préalablement introduit et maintenu en place, l'opérateur introduit la canule dans le col utérin à une profondeur de trois centimètres et pousse doucement et sans secousse la liqueur séminale dans la proportion d'une goutte environ.

Au bout de quelques minutes on retire la canule, et si à ce moment on voit du sperme sortir du col utérin, on recommence l'injection en enfonçant la canule d'un centimètre de plus.

Au bout de dix minutes, si rien ne sort, on retire le spéculum, mais la femme garde la même position pendant une demi-heure environ, après quoi on lui fait garder le lit pendant quatre ou cinq heures.

Il est bien entendu que, si la cavité du col se trouve obstruée par des viscosités ou des mucosités, on devra préalablement l'en débarrasser avec soin : au besoin on ferait une injection intra-utérine légèrement acidulée si ces sécrétions présentaient un excès d'alcalinité.

Dans le cas de sécrétions acides, ce serait à une injection légèrement alcaline qu'on aurait recours.

J'ai l'habitude de faire une injection quelques jours avant les règles et, si celles-ci apparaissent néanmoins, je recommence immédiatement après leur cessation.

Après sept ou huit mois de tentatives infructueuses, je juge inutile d'en faire de nouvelles, ayant lieu de supposer que l'obstacle à la fécondation siège dans un point inaccessible de l'appareil génital de la femme.

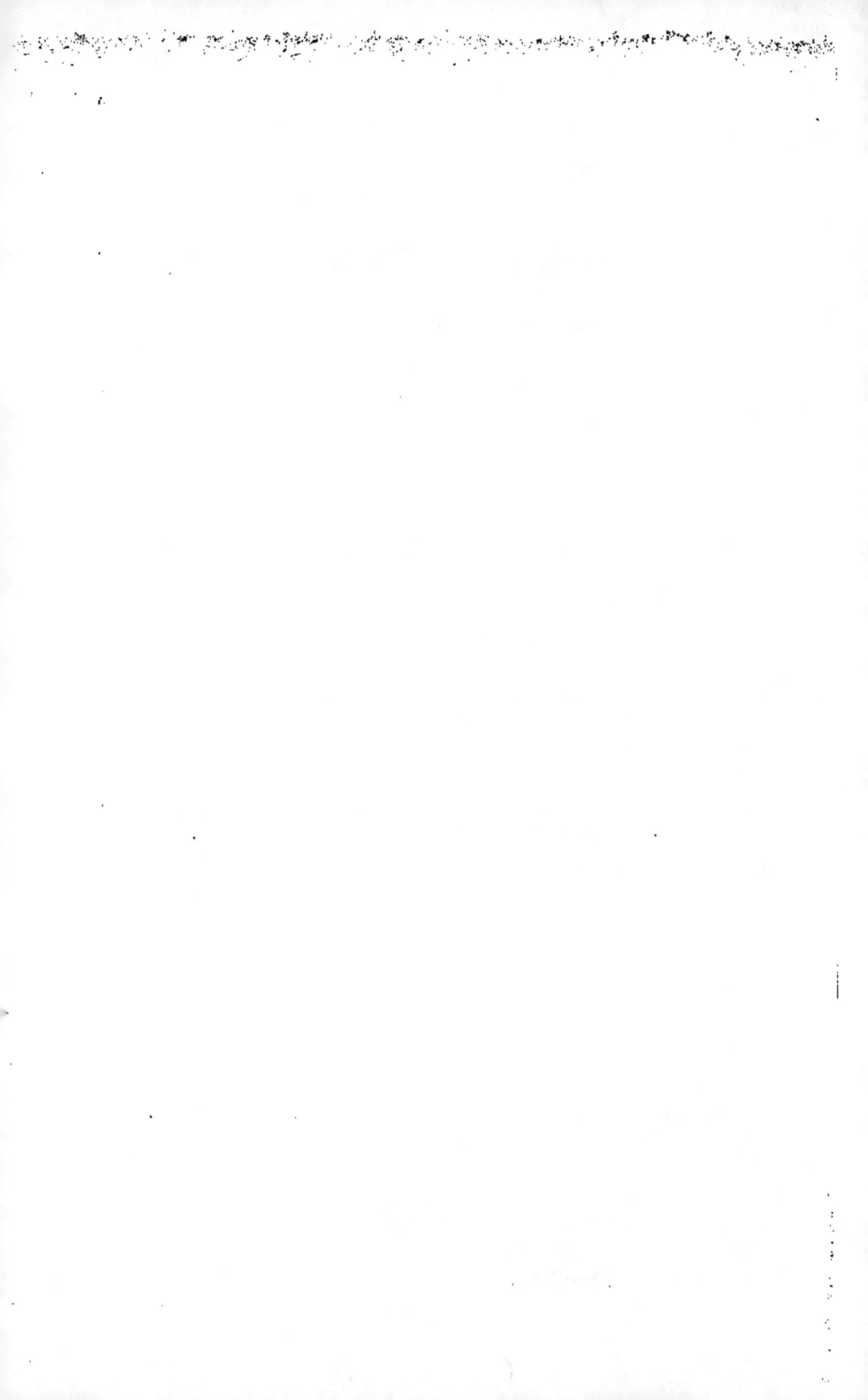

DICTIONNAIRE

DES TERMES SCIENTIFIQUES

EMPLOYÉS DANS CE VOLUME

A

ABAISSEMENT OU DESCENTE DE MATRICE, déplacement de la matrice de haut en bas.

ABDOMEN, ventre.

ABDOMINALE (cavité): qui contient les viscères ou organes de l'abdomen.

AGE CRITIQUE, *âge de retour*, époque de la cessation naturelle et définitive de la menstruation.

ADYNAMIE, accablement, faiblesse extrême, prostration des forces.

AIGUËS (maladies); les maladies qui ont une certaine gravité et qui parcourent promptement leurs périodes.

AMÉNORRHÉE, retard ou suppression momentanée des règles.

ANALEPTIQUE, fortifiant. Régime analeptique, médicament analeptique.

ANATOMIE, science qui s'occupe de la structure du corps humain.

ANÉMIE, diminution, appauvrissement du sang.

ANESTHÉSIE, privation générale ou partielle de la faculté de sentir.

ANESTHÉSIER, rendre insensible.

ANESTHÉSIQUES, agents anesthésiques qui déterminent l'insensibilité. L'éther et le chloroforme produisent le sommeil anesthésique.

ANNEXE, tout ce qui dépend d'un organe principal. Ainsi, les *annexes* de l'utérus sont les *trompes*, les *ovaires*, les *ligaments*, etc.

ANOMALIE, état irrégulier.

Anorexie, défaut d'appétit.

Antéversion de la matrice, déviation, renversement de la matrice en avant.

Antéflexion de la matrice, flexion de la matrice en avant.

Antiphlogistique, remède contre la phlogose ou inflammation.

Anus, orifice de l'intestin rectum.

Aphrodisiaque, qui excite aux plaisirs vénériens.

Astringents, médicaments ayant la propriété de resserrer les chairs.

Atonie, défaut de ton, faiblesse des organes.

Atrophie, amaigrissement, diminution de volume d'un organe.

Avortement, c'est l'accouchement qui arrive avant terme, par suite d'accidents ou de manœuvres criminelles.

Axonge, graisse de porc, *saindoux*.

B

Bassin, cavité située entre les os qui forment les hanches, et où se trouvent la matrice, la vessie, etc.

Blennorrhagie, inflammation de l'urètre et du vagin, avec écoulement mucoso-purulent.

Boulimie, faim excessive.

C

Cachexie, altération profonde de la nutrition, caractérisée par de la bouffissure, de la pâleur, une langueur très grande de toutes les fonctions.

Cancer, tumeur maligne qui ronge et dégénère en ulcère.

Cardiaque, circulation cardiaque, circulation du sang dans le cœur.

Cataméniale (fonction), qui a rapport à l'écoulement des règles.

Catarrhe, inflammation aiguë ou chronique des membranes muqueuses, avec augmentation de la sécrétion habituelle de ces membranes.

Catarrhe de la matrice, inflammation de la cavité de la matrice, avec augmentation et perversion de la sécrétion normale de cette cavité.

CATHÉTÉRISME, introduction d'une sonde ou d'une bougie dans la vessie ou la matrice.

CÉPHALALGIE, mal de tête aigu.

CHANCRE, petit ulcère qui ronge les chairs ; accident syphilitique.

CHLORO-ANÉMIE, maladie tenant à la fois de la chlorose et de l'anémie, et se caractérisant surtout par un affaiblissement général de l'économie et la décoloration des tissus.

CHLOROSE, pâles couleurs.

CHRONIQUE, se dit des maladies qui parcourent lentement leurs périodes : c'est l'opposé d'*aigu*.

CLINIQUE, médecine clinique, celle qui se fait au lit du malade ; leçon clinique, celle qui est donnée dans un hôpital près du lit des malades.

CLITORIS, petit tubercule allongé, susceptible d'érection, situé à la partie supérieure de la vulve.

COÏT, copulation, accouplement, acte de la génération.

CONCEPTION, fécondation de la femme.

CONGÉNIAL ou *congénital*, se dit des maladies qu'on apporte en naissant.

CONGESTION, afflux, accumulation du sang dans un organe.

CONSTITUTIONNELLE (maladie), celle qui, après avoir attaqué un organe, a fini par envahir la constitution tout entière : *vérole constitutionnelle*.

COPULATION. Voyez *Coït*.

CUTANÉ, qui appartient à la peau ; maladie cutanée.

D

DIAGNOSTIC, ensemble des symptômes au moyen desquels on reconnaît une maladie.

DIATHÈSE, disposition générale en vertu de laquelle un individu est atteint de plusieurs affections locales de même nature ; *diathèse scorbutique, diathèse scrofuleuse*.

DRASTIQUES, purgatifs énergiques, tels que le jalap, la coloquinte, la gomme-gutte, etc.

DYSMÉNORRHÉE, règles difficiles ou douloureuses.

DYSPEPSIE, difficulté de digérer, digestion laborieuse.

DYSPNÉE, grande difficulté de respirer, essoufflement.

DYSURIE, sortie douloureuse de l'urine.

E

ECONOMIE, ensemble des parties qui constituent l'homme ou les animaux.

ECZÉMA, affection cutanée caractérisée par de petites vésicules très rapprochées les unes des autres, lesquelles, après s'être ulcérées, donnent lieu à une exhalation séreuse plus ou moins considérable et à des croûtes lamelleuses.

EMBROCATION, application sur des parties malades d'un médicament liquide, le plus souvent huileux.

EMBRYON, germe fécondé et qui a déjà pris un certain développement dans le sein de sa mère.

EMMÉNAGOGUES, remèdes qui provoquent les règles.

ENCÉPHALOÏDE, variété la plus fréquente du cancer.

ENGORGEMENT, augmentation de volume d'un organe par suite d'une inflammation chronique.

ENKYSTÉ, qui est renfermé dans un kyste; hydropisie enkystée de l'ovaire.

EPIGASTRE, région supérieure et médiane de l'abdomen. La partie moyenne de cette région est l'épigastre proprement dit, vulgairement le *creux de l'estomac.*

EPIGASTRIQUE, région épigastrique, qui appartient à l'épigastre.

EPILEPTIFORME, maladie épileptiforme, qui ressemble à l'épilepsie.

EPISTAXIS, saignement de nez, hémorrhagie nasale.

ESCARRE, croûte noire ou brunâtre, qui résulte de la mortification et de la désorganisation d'une partie vivante affectée de gangrène, ou profondément brûlée par l'action du feu ou d'un caustique.

ESSENTIELLES (maladies); se dit des maladies qui ne dépendent d'aucune autre, pour les distinguer de celles qui ne sont que symptomatiques.

ETIOLOGIE, description des causes d'une maladie.

EXACERBATION, accroissement passager dans l'intensité des symptômes d'une maladie.

EXUTOIRE, vésicatoire ou cautère.

F

Facies, face, visage, air du visage.

Fausse couche, même signification qu'*avortement;* s'applique plus spécialement aux avortements spontanés.

Fébrile, qui a rapport à la fièvre : *pouls fébrile, mouvement fébrile.*

Fèces, matières fécales, excréments.

Fièvre puerpérale, maladie inflammatoire ou de nature spécifique, sévissant sur les femmes en couches.

Flueurs blanches, fleurs blanches, liquide blanc ou jaunâtre qui sort par la vulve.

Fluide prolifique, sperme, semence humaine.

Follicules, sortes de petites cavités terminées en culs-de-sac, et s'ouvrant à la surface de la peau ou d'une membrane muqueuse.

Fongosités, fongus, végétations irrégulières s'élevant de la surface des plaies.

Furfuracé, qui a l'apparence du son.

Furoncle, clou.

G

Gastralgie, douleur de l'estomac dont la cause est attribuée à un état nerveux particulier.

Gastrite, inflammation de la membrane muqueuse de l'estomac.

Gestation, grossesse.

Glandules, petites glandes qui sécrètent le mucus destiné à entretenir l'humidité nécessaire des muqueuses.

Granulations, petites saillies arrondies du volume d'un grain de millet ou d'une tête d'épingle, et donnant à la région qu'elles recouvrent l'aspect grenu d'une framboise.

Gravative, se dit de la douleur, quand elle cause un sentiment de pesanteur.

H

Hémorrhagie, écoulement abondant de sang.

HÉMOSTATIQUES, moyens que l'on met en usage pour arrêter les hémorrhagies.

HERPÈS, éruption cutanée à forme vésiculeuse.

HERPÉTIQUE, qui est de nature dartreuse.

HYDROPISIE, accumulation de sérosité dans une cavité ou poche.

HYDROTHÉRAPIE, mode de traitement des maladies, spécialement des maladies chroniques, par l'usage exclusif de l'eau froide.

HYGIÈNE, science qui fait connaître les moyens propres à entretenir la santé.

HYMEN, repli que forme, chez les vierges, la membrane muqueuse de la vulve, à l'endroit où elle pénètre dans le vagin.

HYPERTROPHIE, développement exagéré d'un organe.

HYPOGASTRE, partie inférieure et médiane du ventre.

HYPOGASTRIQUE, qui a rapport à l'hypogastre, c'est-à-dire à la partie antérieure et inférieure de l'abdomen.

HYSTÉRIE (vapeurs, maux de nerfs, attaques de nerfs), affection spéciale à la femme, et caractérisée par des phénomènes nerveux très variés, accompagnés fréquemment de mouvements convulsifs et de perte de connaissance.

I

ICHOR, sanie, sang décomposé, pus infect.

ICHOREUX, sanieux, fétide.

IDIOPATHIQUE, maladie idiopathique, qui existe par elle-même, et non par le fait de la coexistence d'une autre affection.

ILIAQUES, régions iliaques, qui occupent les parties latérales et inférieures du ventre.

INDURATION, épaississement, engorgement.

INFUSION, opération de pharmacie qui consiste à verser et à laisser refroidir un liquide bouillant sur une substance dont on veut extraire les principes médicamenteux.

INGUINALE, région inguinale, région de l'aine.

INJECTION, action d'injecter un liquide dans une cavité du corps; se dit encore du liquide que l'on injecte.

INTERMITTENTE, fièvre, douleur intermittente, qui discontinue et reprend par intervalles.

IRRADIER (s'), s'étendre d'un centre quelconque à la circonférence.

IRRIGATION; ce n'est autre chose qu'une lotion d'une durée indéfinie, ou plutôt le passage lent et prolongé d'un liquide, surtout de l'eau pure, dans une cavité.

K

KYSTE, espèce de poche ou de sac sans ouverture, formé ordinairement par le développement d'une membrane, et contenant de la sérosité, du pus, etc.

L

LANCINANTE, douleur lancinante, qui est caractérisée par des élancements plus ou moins aigus.

LAXATIF, remède qui relâche et ne purge pas fortement.

LEUCORRHÉE, flueurs ou fleurs blanches.

LIGAMENTS de la matrice, expansions membraneuses et cordons musculaires destinés à maintenir la matrice dans sa position.

LIPOTHYMIE, perte subite des forces, défaillance.

LOCHIES, évacuation sanguinolente qui a lieu après l'accouchement.

LOMBES, RÉGION LOMBAIRE, région latérale et postérieure de l'abdomen, désignée aussi sous le nom de *région des reins*.

LUBRIFIER, humecter.

M

MARASME, consomption, épuisement.

MARTIALES, préparations martiales, qui contiennent du fer ou un oxyde de ce métal.

MASTURBATION, onanisme.

MATRICE ou *utérus*, organe destiné, dans l'appareil générateur de la femme, à contenir le produit de la conception, depuis la fécondation jusqu'à la naissance.

MÉAT URINAIRE, orifice externe de l'urètre, c'est-à-dire du canal excréteur de l'urine.

MÉNOPAUSE, cessation des règles, âge critique des femmes.

MÉNORRHAGIE, écoulement immodéré des règles.

MENSTRUATION, écoulement des menstrues ou règles.

Menstrues, mois, règles ; évacuation sanguine dont le retour périodique constitue la *menstruation*.

Métrite, inflammation de la matrice.

Métrorrhagie, hémorrhagie de la matrice.

Miction, action d'uriner.

Mont de Vénus, voyez *Pénil*.

Morbide, ce qui tient à l'état de maladie, ce qui en est l'effet : *état morbide, phénomènes morbides*.

Mucus, Mucosités, sécrétion fournie par les membranes muqueuses.

Muqueuse (membrane), tissu mince, souple, tapissant l'intérieur de tous les organes creux, et dont la surface libre est habituellement humectée d'un fluide muqueux.

Museau de tanche, orifice vaginal de la matrice.

N

Narcotiques, substances qui ont la propriété d'assoupir, comme l'opium, la jusquiame, la belladone.

Nausées, envies de vomir.

Névralgie, maladie dont le principal symptôme est une douleur vive, exacerbante ou intermittente. Cette douleur suit le trajet d'une branche nerveuse et de ses ramifications ; elle peut encore avoir son siège dans tout organe possédant des nerfs sensitifs.

Névralgie intercostale, douleur siégeant dans une branche nerveuse intercostale.

Névropathie, affection générale du système nerveux.

Nubile, qui est en âge de se marier.

Nymphomanie, ou fureur utérine, penchant irrésistible et insatiable à l'acte vénérien chez les femmes.

O

Oblitération, action de boucher, de fermer.

Œuf, rudiment d'un nouvel être organisé qui donne naissance au produit de la génération à l'aide du concours de deux sexes, ou fécondation. Ce n'est qu'après être parvenu dans la matrice que ce produit prend le nom d'*œuf*, car jusque-là il porte celui d'*ovule*.

OMBILIC, nombril.

ONANISME, masturbation.

ORGANIQUE, maladie organique, qui attaque le tissu même de l'organe d'une manière profonde.

OVAIRES, corps blanchâtres, au nombre de deux, et qui sont, chez la femme, l'analogue des testicules chez l'homme. Ils sécrètent un produit indispensable à la reproduction et qui est désigné sous le nom d'*ovule*.

P

PARENCHYME, tissu composant le corps de quelques organes ; parenchyme du foie, du poumon, etc.

PATHOGNOMONIQUE, signe ou symptôme pathognomonique, qui indique d'une manière certaine le genre d'une maladie.

PATHOLOGIE, description d'une maladie, exposition de ses symptômes, de ses causes, etc.

PÉDILUVES, bains de pieds.

PÉNIL, ou *mont de Vénus*, éminence arrondie formant un relief plus ou moins saillant suivant l'embonpoint des sujets ; cette éminence, qui surmonte la vulve, se recouvre de poils à la puberté.

PÉNIS, membre viril, verge.

PÉRINÉE, espace compris entre l'anus et les parties génitales.

PÉRITOINE, membrane séreuse qui tapisse la cavité du ventre et les organes qu'elle contient.

PÉRITONITE, inflammation du péritoine.

PERTE, expression vulgairement employée comme synonyme de *perte utérine ;* écoulement abondant de sang par la matrice.

PERTES BLANCHES, leucorrhée, fleurs blanches.

PESSAIRE, instrument que l'on place à demeure dans le vagin, pour maintenir la matrice dans sa situation naturelle.

PHÉNOMÈNE, changement appréciable par nos sens, qui survient dans un organe ou une fonction. Ce mot est souvent synonyme de *symptôme.*

PHLEGMASIE, synonyme d'*inflammation*.

PHLEGMON, inflammation siégeant dans les mailles du tissu cellulaire.

PHYSIOLOGIE, science qui s'occupe des phénomènes de la vie, des fonctions des organes.

Pléthore, surabondance de sang dans le système sanguin ou dans une partie de ce système.

Pléthorique, replet, qui est affecté de pléthore.

Pneumonie, fluxion de poitrine.

Polype, excroissance muqueuse, charnue et fongueuse, qui se forme dans les narines, la matrice et d'autres cavités.

Pongitive, se dit d'une douleur aiguë qui semble causée par une pointe enfoncée dans la partie souffrante.

Pronostic, jugement sur le cours, la durée et la terminaison d'une maladie.

Prodrome, état d'indisposition, de malaise, qui est l'avant-coureur d'une maladie.

Prophylactique, traitement prophylactique, propre à prévenir, autant que possible, une maladie.

Prurit, démangeaison.

Puberté, état des garçons ou des filles qui ont passé l'âge de l'enfance et qui sont nubiles, c'est-à-dire en âge de se marier.

Pubis, portion antérieure de l'os du bassin. Ce mot désigne aussi la partie médiane inférieure de la région hypogastrique, parce qu'elle se couvre de poils au moment de la puberté.

Puerpérale, qui a rapport à l'accouchement et à ses suites : *fièvre puerpérale*, maladie spéciale aux femmes en couches.

Pyrosis, sensation de brûlure qui se fait sentir dans l'estomac et l'œsophage.

R

Rectum, portion inférieure et terminale du gros intestin s'ouvrant au dehors par un orifice appelé *anus*.

Rétroflexion de la matrice, flexion de la matrice en arrière.

Rétroversion de la matrice, renversement de la matrice.

Rut, mot qu'on emploie en parlant des animaux *mammifères*, pour désigner le penchant périodique qui les entraîne à la génération.

S

Sanie, matière sanguinolente, pus altéré.

Scrofules, vulgairement *écrouelles*, *humeurs froides*.

Semence, sperme.

Sérosité, humeur aqueuse.

Séreux, aqueux, qui abonde en sérosité, qui produit de la sérosité.

Signe, phénomène général, manière d'être qui indique une maladie.

Sonde, instrument de forme et de composition variables, que l'on introduit dans un canal ou une cavité, soit pour en reconnaître l'état, soit pour évacuer des liquides.

Spasmes, contractions internes et involontaires de nature nerveuse.

Spéculum, instrument propre à dilater l'entrée de certaines cavités, de manière que l'on puisse voir l'état intérieur d'un organe, soit directement, soit au moyen des surfaces réfléchissantes de cet instrument.

Squirrhe, variété de cancer d'un blanc bleuâtre ou grisâtre, et d'une consistance qui varie depuis celle de la couenne de lard, avec laquelle le squirrhe a été comparé, jusqu'à une dureté voisine de celle des cartilages.

Symptomatique, qui est le symptôme ou l'effet de quelque autre affection; *maladie symptomatique*. La leucorrhée, l'hémorrhagie utérine, sont souvent *symptomatiques* d'une affection de l'utérus.

Symptomatologie, étude des symptômes.

Symptôme, signe qui indique la présence, le caractère ou la gravité d'une maladie ; accident qui caractérise une maladie.

Syphilide, accident de la syphilis qui siège à la peau.

Syphilis, maladie vénérienne, vérole.

Système ou appareil d'organes, assemblage de parties qui exécutent les mêmes fonctions. Système respiratoire, système nerveux, etc.

T

Ténesme, épreinte, envie continuelle, douloureuse et presque inutile d'aller à la selle.

Thorax, poitrine.

Tonique, remède qui augmente l'action vitale, qui donne du ton, de la force aux tissus.

Trompes utérines, conduits membraneux étendus des angles latéraux de la matrice jusqu'auprès des ovaires, auxquels ils sont unis par un petit ligament filamenteux.

TUMÉFACTION, augmentation de volume d'une partie.

TUMEUR, production morbide *persistante*, de génération nouvelle, et caractérisée par une tuméfaction limitée, quels que soient, du reste, ses caractères physiques : *tumeur sanguine, fibreuse, fongueuse*.

U

ULCÉRATION, ulcère superficiel, solution de continuité d'un tissu, avec perte de substance.

ULCÈRE, partie molle rongée, détruite en partie, rendant un pus sanieux. Une plaie, un squirrhe, un cancer peuvent s'ulcérer.

URÈTRE, canal excréteur de l'urine dans les deux sexes, lequel, chez l'homme, sert aussi à l'émission du sperme.

URÉTRITE, inflammation du canal de l'urètre, blennorrhagie.

UTÉRIN, UTÉRINE, ce qui a rapport à l'utérus.

UTÉRUS, matrice.

V

VAGIN, canal qui s'étend de la matrice à la vulve.

VAGINITE, inflammation du vagin.

VÉGÉTATIONS, excroissances de chair.

VESSIE, sac membraneux qui reçoit et contient l'urine.

VIE SEXUELLE ou UTÉRINE, période de la vie de la femme comprise entre la puberté et l'âge critique.

VIRUS, germe, levain d'une maladie contagieuse.

VISCÈRE, synonyme d'*organe*.

VULVE, parties génitales externes de la femme.

Z

ZOOSPERMES, *spermatozoaires, animalcules spermatiques*, êtres microscopiques contenus dans le sperme. C'est à la présence des zoospermes que le liquide spermatique doit ses propriétés fécondantes.

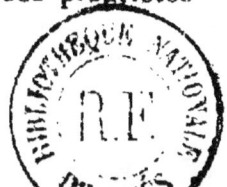

TABLE DES MATIÈRES

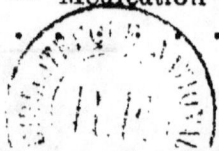

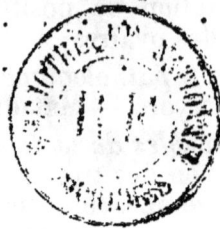

Paris. — Imprimerie de Ch. Noblet, 13, rue Cujas. — 12515.